Riessen

Schuldgefühle

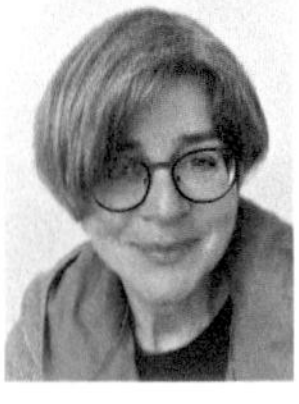

Dr. Ines Riessen, Dipl.-Psych., Psychologische Psychotherapeutin, seit 2000 in mehreren Ausbildungsinstituten als Dozentin, Supervisorin und Selbsterfahrungsleiterin für Verhaltenstherapie tätig. Schwerpunkte bilden die Themenfelder Essstörungen, somatoforme Störungen, Selbsterfahrung und gynäkologische Psychosomatik. Grundausbildung in systemischer Therapie und Gesprächspsychotherapie. Seit 2008 als Lehrpraxis niedergelassen, Koordinatorin des integrativen Teams für Verhaltenstherapie (IVT).

Ines Riessen

Schuldgefühle

Emotionsarbeit in der Psychotherapie

BELTZ

Dr. Ines Riessen, Dipl.-Psych.
Gartenstr. 20
72074 Tübingen
psychotherapie-riessen@posteo.de

MIX
Papier | Fördert gute Waldnutzung
FSC® C089473

Dieses Buch ist erhältlich als:
ISBN 978-3-621-29035-7 Print
ISBN 978-3-621-29036-4 E-Book (PDF)

1. Auflage 2024

Lektorat: Franziska Rohde
Umschlagbild: getty images - dan4
Herstellung: Sonja Droste
Satz: WMTP Wendt-Media Text-Processing GmbH, Birkenau
Gesamtherstellung: Beltz Grafische Betriebe, Bad Langensalza
Beltz Grafische Betriebe ist ein klimaneutrales Unternehmen (ID 15985-2104-100).
Printed in Germany

Weitere Informationen zu unseren Autor:innen und Titeln finden Sie unter: www.beltz.de

Inhaltsübersicht

Inhalt

Vorwort

»Das Schuldgefühl hindert uns daran, die Dinge klar zu sehen.«

Doris May Lessing

Wenn Patientinnen in der Therapie über vehementes Erleben von Schuld sprechen, dann handelt es sich meist um die Anklage eines persönlichen Versagens an der eigenen inneren Wertewelt. Es ist somit immer verknüpft mit einer Kognition oder Bewertung.

Folgende therapeutische Sequenz wäre denkbar:

Eine Patientin berichtet über nagende Schuldgefühle, die nicht auf ein eindeutiges Fehlverhalten der Patientin zurückzuführen sind. Die empathische Therapeutin spürt das deutlich zum Ausdruck gebrachte Leid der Patientin und zugleich den persönlichen Wunsch, hilfreich zu sein. Der Impuls zu trösten und mit beschwichtigenden Äußerungen Entlastung herstellen zu wollen, scheint naheliegend. Nicht selten führt dies zu einem kurzen Innehalten. Schließlich wird die Qual der erlebten Schuldgefühle erneut eindrücklich geschildert, indem weitere Beweise für die eigene Schuld hinzugefügt werden. Lässt sich die Therapeutin dazu verführen, mit Gegenargumenten darauf einzugehen, entsteht schließlich ein Wettstreit. Dabei bestätigt die Patientin, dass sie die zur Entlastung angeführten Argumente bereits alle kenne, aber das nagende Gefühl der Schuld ändere sich nicht. Vielleicht wiederholt sich dieses Gespräch in den folgenden Therapiesitzungen immer wieder. Dabei steht oft auch die Bitte der Patientin im Raum, man möge ihr helfen, die Schuldgefühle loszuwerden. Für die Therapeutin kann es jedoch anmuten, als wäre dies kaum möglich. So kommt die Frage aus der Therapie schließlich in die Supervision: Was mache ich mit dem Schuldgefühl meiner Patientin?

Bleibt das Erleben von Schuld konstant bestehen, unabhängig davon, ob es dafür Auslöser gibt oder nicht oder lässt es sich bei einem realen Auslöser nicht mehr unter Kontrolle bringen, so kann dies eine Form der maladaptiven Schuld darstellen. Dabei stehen hinter dem Empfinden von Schuld oftmals andere Gefühle wie z. B. Scham, Wut oder Trauer, die es zu erkennen gilt und als zugrunde liegende oder begleitende Gefühle Teil der therapeutischen Arbeit sein sollten.

Die Auseinandersetzung mit maladaptiver Schuld, die sowohl transdiagnostisch als auch im Rahmen von spezifischen psychischen Erkrankungen auftreten kann, steht im Fokus der in diesem Buch geschilderten Fallbeispiele und der angebotenen möglichen therapeutischen Herangehensweisen. Der Fokus der therapeutischen Interventionen liegt auf emotionsevozierenden Techniken und basiert weniger auf rein kognitiven Ansätzen. Es liegt außerhalb des Rahmens dieses Buches, die Komplexität des ethisch, philosophisch, religiös und kulturspezifisch geprägten Begriffs der Schuld abzubilden, diesbezüglich sei an dieser Stelle auf die ausführliche Darstellung von Lammers (2016) hingewiesen.

Für die gewählte Auseinandersetzung mit der Emotion der Schuld im therapeutischen Kontext wurde im Folgenden bewusst eine sehr pragmatische Beschreibung anhand von veranschaulichenden Fallbeispielen und möglichen therapeutischen Interventionen gewählt. Das im Rahmen von Schulderleben häufig zusammen auftretende Gefühl der Scham wird in seinem bedeutsamen Stellenwert aufgezeigt und diskutiert. Therapeutische Schwerpunktsetzungen werden angedacht. Das Buch wird sich nicht mit Schuld im Kontext von vorrangig kriminellem Verhalten beschäftigen. Schuldabwehr oder der Versuch der Schuldvermeidung wird jedoch im Rahmen von Fallbeispielen veranschaulicht.

Am Anfang dieses Buches steht ein kurzer Überblick zu den Grundlagen der Emotion der Schuld. Danach werden verschiedene Varianten von Schuld im therapeutischen Prozess aufgezeigt. Schließlich werden transdiagnostische Herangehensweisen bei der Handhabung störungsübergreifenden Schulderlebens betrachtet sowie im Zusammenhang mit spezifischen psychischen Diagnosen erläutert. Das Buch versucht, anhand anschaulicher Fallbeispiele die mögliche Anwendung ausgewählter emotionsfokussierter Interventionsmöglichkeiten praxisnah zu beschreiben.

Zudem wird der Einfluss von Schulderleben bei Therapeutinnen berücksichtigt und deren mögliche interaktionelle Einflussnahme auf die therapeutische Beziehung und den therapeutischen Prozess betrachtet. Ideen zur Stärkung eines selbsterfahrenden Prozesses und die möglichen Fragestellungen in Selbsterfahrung und Supervision werden reflektiert.

Schuld ist eine komplexe Emotion und eigentlich fachsprachlich nicht nur Ausdruck eines subjektiven Gefühls. Den Titel des Buches mit ›Schuldgefühle‹ zu überschreiben, erschien jedoch sinnvoll. Es wird hierdurch eine genauere Zuschreibung der dahinterstehenden Thematik deutlich. So handelt es sich nicht um ein Buch, das Schuld im allgemeinen oder juristischen Sinne betrachtet. Das Buch befasst sich mit den subjektiv erlebten Schuldgefühlen die Patientinnen oder auch Therapeutinnen als solche benennen. Somit eröffnet der gewählte Buchtitel bei potentiellen Leserinnen den Assoziationsraum, der am ehesten mit dem Buchinhalt übereinstimmt.

Ein besonderer Dank gilt Frau Dr. Leokadia Brüderl für ihre wertvollen inhaltlichen Anregungen und den bereichernden fachlichen Austausch sowie Frau Amely Wimmer für das Finden der kleinen Fehler, die gefunden werden sollten. Frau Andrea Glomb und Frau Franziska Rohde, die als Lektorinnen das Buchprojekt begleitet haben, danke ich für wichtige Hinweise, Stärkung und Motivation. Vor allem danke ich allen Patientinnen, die durch ihr Vertrauen, ihren therapeutischen Weg und ihre persönliche Weisheit die Auseinandersetzung mit wesentlichen Themen anstoßen und bereichern. Ein weiterer Dank gilt den jungen Kolleginnen, die offen und bereitwillig die Begleitung ihres therapeutischen Identitätsprozesses zulassen sowie meiner liebevollen Familie, die geduldig den Weg des therapeutischen Arbeitens, Unterrichtens und Schreibens stärkend begleitet.

Das Buch beschreibt die Arbeit von Psychotherapeutinnen in der Psychotherapie. Wird im Buch von Therapie und Therapeutinnen gesprochen, so handelt es sich um eine Abkürzung, die jedoch die psychotherapeutische Arbeit von Psychotherapeutinnen meint.

In der Psychotherapie treffen rein statistisch Frauen meist auf Frauen (Schigl, 2019). Das grammatikalische Geschlecht wird daher weiblich gewählt. Alle, die ihre Geschlechtsidentität männlich oder nicht diesen binären Kategorien zuordnen, sind ausdrücklich mit angesprochen.

Tübingen, im Frühjahr 2024 Ines Riessen

I Grundlagen

1 Schuld: eine komplexe Emotion

2 Schuld: eine soziale Emotion, die adaptive Prozesse unterstützt

3 Maladaptives Schulderleben: Ausdruck frustrierter Grundbedürfnisse

4 Unterschiedliche Formen von Schuld

1 Schuld: eine komplexe Emotion

Schuld ist eine komplexe Emotion, die sich aus der Wahrnehmung von Denkprozessen, körperlichen Reaktionen, physiologischer Aktivierung und subjektivem Empfinden zusammensetzt. Das Empfinden, schuldig zu sein, ist nicht gleichzusetzen mit Schuld haben. Jemand kann eine Straftat begehen und dennoch wenig Schuld erleben, andere haben offensichtlich nichts Unrechtes getan und empfinden dennoch große Schuld. Die Wahrnehmung eines Fehlverhaltens sowie die Normverletzung einer moralischen Verpflichtung können subjektiv ein unterschiedliches Ausmaß von Schulderleben auslösen. Die Emotion der Schuld setzt sich zusammen aus Bewertungen sowie dem Erkennen des möglichen Schadens, welcher aus dem erfolgten Verhalten resultiert. Gleichzeitig ist die empathische Wahrnehmung gegeben, welche Belastung dadurch beim Geschädigten ausgelöst wurde (Lammers, 2016).

Erleben und Wahrnehmen von Schuld

Auf körperlicher Ebene wird das Erleben von Schuld als nagendes Gefühl beschrieben, welches Unruhe erzeugt, Druckgefühle hervorruft und eventuell auch mit Schlafstörungen einhergeht. Metakognitiv werden Gedankenkreisläufe beschrieben, in denen die vermeintliche Schuld immer wieder durchgespielt wird, eventuell Aspekte der Entlastung gesucht werden, teilweise auch Lösungen oder Themen der Wiedergutmachung angedacht werden.

Das im Vordergrund erlebte Empfinden der Schuld kann die Sicht auf mögliche begleitende oder dahinterliegende Gefühle der Scham, Wut oder Trauer überdecken. Teilweise sprechen Patientinnen von Schuld und meinen damit die Übernahme von Verantwortung. Hier kann allein die Umformulierung des Schulderlebens bereits Entlastung erbringen. Letztlich ist jedoch die subjektiv erlebte Pflicht zur Verantwortungsübernahme, in Kombination mit der Annahme, der Verantwortung nicht in ausreichendem Maße gerecht werden zu können, für das Erleben von schlechtem Gewissen und Schuld wesentlich.

Maladaptive vs. adaptive Emotion. Jede Emotion kann angemessen / adaptiv oder nicht angemessen / maladaptiv wahrgenommen werden (Gross, 2002). Dabei wird die Unterscheidung von adaptiven vs. maladaptiven Emotionen (Greenberg, 2006) auch im Folgenden angewendet.

Adaptives Erleben von Emotion beinhaltet, dass sie in Quantität und Intensität bezogen auf einen situativen Kontext angemessen erfolgt und eine angemessene bedürfnisorientierte Verhaltensreaktion ermöglicht. Maladaptive Emotionen sind bezogen auf den situativen Kontext in Quantität und Intensität unangemessen und führen auch nicht zu einer angemessenen bedürfnisorientierten Verhaltensreaktion (Eismann & Lammers, 2017). Adaptive Schuld ist in dem Sinne dadurch gekennzeichnet, dass eine Patientin tatsächlich eine für andere schädliche Handlung zu verantworten hat und zudem auch adäquates Verhalten zeigt, damit verantwortungsvoll umzugehen. Maladaptive Schuld ist dadurch gekennzeichnet, dass sich eine Patientin schuldig fühlt, obwohl das Handeln für andere nicht schädlich war und auch unabhängige Personen dies so nicht wahrnehmen. Zudem kann sich die Patientin von möglichen Schuldvorwürfen nicht in angemessener Art und Weise abgrenzen. Es wird hier auch zwischen realer vs. neurotischer Schuld unterschieden (Jacob, 2021).

Empfinden von Schuld und ihre Funktion

Obwohl Schuld ein unangenehmes Empfinden begleitet, hat das Erleben von Schuld wichtige Funktionen. So kann sie Sicherheit und Orientierung vermitteln, das Richtige zu tun, scheinbar die Kontrolle zu haben und dadurch mögliches Unheil abwenden zu können. Die Emotion der Schuld beinhaltet einen starken Hinweischarakter in sozialen Gemeinschaften und bietet Orientierung für Gruppenzugehörigkeit. Gleichzeitig wird das Erleben von Schuld als quälend beschrieben, sodass bereits die Antizipation möglicher Schuld beunruhigende Gefühle auslöst, die es zu reduzieren oder zu vermeiden gilt. Schuldempfinden löst einerseits auf der Verhaltensebene ein proaktives Verhalten aus, welches versucht, durch adäquates Handeln bestehende Schuld zu reduzieren, und andererseits kann es Vermeidungsverhalten bedingen. Die dann zugrunde liegende Angst davor, schuldig zu sein oder sich schuldig zu fühlen, führt dazu, dass ungut erlebte Situationen nicht aufgelöst werden und Dilemmata bestehen bleiben.

Die Äußerung massiven Schulderlebens in der Psychotherapie finden wir sowohl im Zusammenhang mit psychischen Störungen als auch davon losgelöst. Vor allem in der maladaptiven Form wird es von Therapeutinnen als wiederkehrend, oftmals in sich stabil und manchmal als therapeutische Prozesse behindernd beschrieben.

2 Schuld: eine soziale Emotion, die adaptive Prozesse unterstützt

Eine Gefühlswelt ohne Schulderleben würde das Miteinander sowohl in kleinen Gruppen als auch in größeren Gemeinschaften deutlich ins Chaos stürzen. Wäre es gleichgültig, inwieweit man anderen Schaden zufügt oder auch mit sich selbst rüde umgeht, wäre eine soziale Gemeinschaft vor allem eines: gefährlich. Die Koppelung von Schulderleben und Verantwortung ist hierbei wesentlich und macht ein soziales Interagieren im konstruktiven Sinn überhaupt erst möglich. Schuldempfinden bietet innere und äußere Orientierung und stärkt das Bemühen, Verantwortung auch bei möglicher Schädigung zu übernehmen, vor allem aber auch Lösungen zu suchen (Lammers, 2016). Kommt es im Straßenverkehr durch eine Unachtsamkeit und dem eigenen Verschulden zu einer gefährlichen Situation oder gar zu einer Beschädigung eines anderen Fahrzeugs, so kann die Übernahme der Verantwortung darin bestehen, sich zu entschuldigen und die Unkosten der Geschädigten zu übernehmen. Regeln und Gesetze geben Orientierung dafür, was wir in einer Gemeinschaft als nicht rechtens ansehen, zeigen jedoch auch gleichzeitig Möglichkeiten der Wiedergutmachung auf.

Schuld und ihre kognitive Dimension

Die kognitive Dimension, die Schuld erzeugt, wird vorrangig dem Gewissen zugeschrieben. Das Gewissen bildet die Summe der uns bewussten, ethischen, moralischen und kulturellen Wertewelt ab, die wir internalisiert haben. Aus analytischer Perspektive wird dies folgendermaßen beschrieben: »Die Instanz, die Schuldgefühl hervorruft, befindet sich innen, im Selbst, es ist das Über-Ich, sein bewusster Anteil das Gewissen« (Hirsch, 2008). Daraus wird bereits ersichtlich, dass es je nach Erziehung, Religion und kultureller Sozialisation sehr unterschiedliche Prägungen gibt, welche bestimmen, wann, in welchem Ausmaß und wie oft das Erleben von Schuld auftreten kann. Die kognitive Struktur des Schuldempfindens unterteilt die Welt meist in dichotome, einfache kognitive Kategorien wie Falsch und Richtig, Gut und Böse oder Alles und Nichts.

Schuld als eine selbstreflexive Emotion

Schuld ist keine eindeutige Basisemotion wie z. B. Angst, Wut, Freude, Überraschung, Trauer und Ekel, wenngleich dies auch von Ekman teilweise später kontrovers diskutiert wurde und er schließlich die Emotion der Schuld als eine selbstreflexive Emotion beschreibt (Ekmann, 1992). Basisemotionen werden hier im Ausdruck und über die Zeit hinweg interkulturell als stabil angenommen, während die sozialen Emotionen wie Schuld, Scham und Stolz als flexibel und sich an den umgebenden sozialen Gemeinschaften oder Strukturen anpassend beschrieben werden, d. h. sie sind interkulturell deutlich verschieden, verändern sich über die Zeit und auch hinsichtlich ihres Ausdrucks. In der Entwicklung treten sie deutlich später auf als die Basisemotionen, da sie die Fähigkeit einer Person beinhalten, sich selbst als Objekt wahrnehmen zu können. Dies bedeutet, sich reflexiv in Relation zu anderen setzen und vergleichen zu können. So etwas wie ein Ich-Bewusstsein scheint Voraussetzung zu sein.

Erleben von Schuld in Relation zum Handeln

Ohne die Fähigkeit einer moralischen Selbstrepräsentation ist das Erleben von Schuld kaum möglich. Aber da es nicht die eine Moral und damit auch nicht das eine »ethisch Gute« gibt, ist die Variation möglichen Schulderlebens auch in ihrer Intensität vielschichtig und nie zwischen zwei Menschen, zwei Kulturen oder zwei sozialen Gruppen vollkommen deckungsgleich.

Wie in Abbildung 2.1 dargestellt, entspringt das Erleben von Schuld aus einer Handlung, d.h. dem Tun (Hirsch, 2008), welches mit dem eigenen moralischen Gewissen abgeglichen wird. Dieses wiederum ist das Ergebnis von soziokulturellen Prägungen, d.h. es ist ausschlaggebend in welchem Land, in welchem Kulturkreis und mit welcher Gruppenzugehörigkeit man aufgewachsen ist. Die Erfahrungswelt der Familie über Generationen hinweg beeinflusst die Entwicklung sowohl von adaptiven als auch maladaptiven Schuldgefühlen. Maladaptives Erleben von Schuld beinhaltet, dass sowohl Auslöser, Intensität, Dauer und Persistenz der erlebten Emotion über das, was man erwarten könnte, weit hinausgehen. So findet man bei einer positiven Eltern-Kind-Beziehung einen Schutz vor maladaptivem Schulderleben, während eine negative Eltern-Kind-Be-

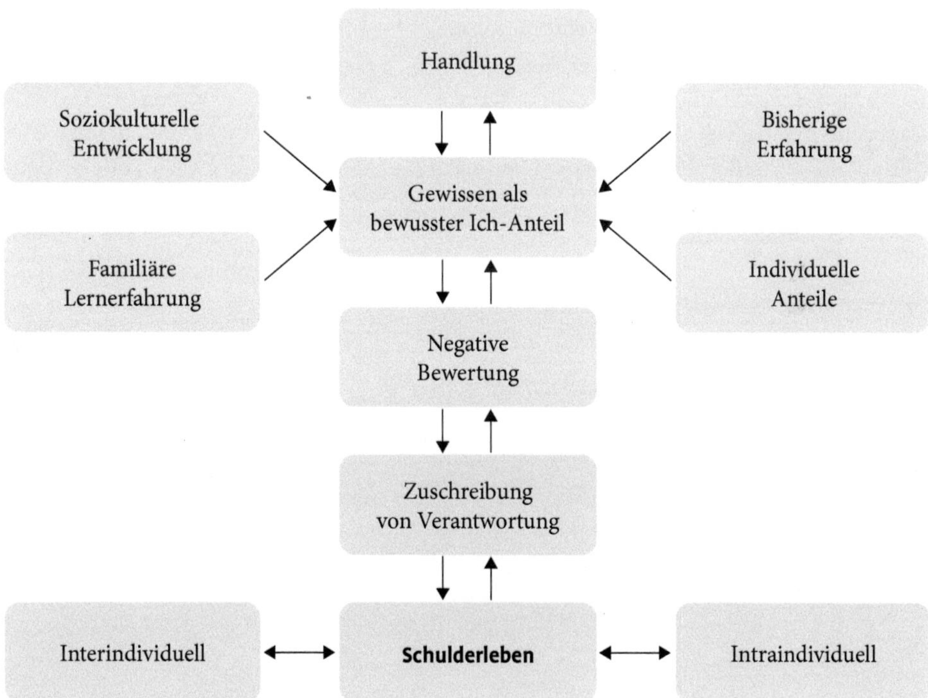

Abbildung 2.1 Einflussfaktoren auf das Erleben von Schuld

ziehung ein Risiko für die Entwicklung sowohl maladaptiver Schuld als auch Scham darstellt (van Eickels et al., 2022). Zudem wird die eigene moralische Instanz von dispositionellen Persönlichkeitsanteilen mitbestimmt. Schuld kann erlebt werden, wenn aus dem inneren Abgleich von sozialem Verhalten und innerer moralischer Wertewelt eine negative Bewertung resultiert. Dies beinhaltet, den eigenen moralischen Maßstäben nicht gerecht werden zu können, sowie eine Zuschreibung persönlicher Verantwortung hierfür. Beides kann sowohl rein auf die eigene Person bezogen sein (intraindividuell) oder sich bezogen auf andere Personen (interindividuell) entwickelt haben.

Fazit

Die Emotion der Schuld bezieht sich auf das Tun und deren Abgleich mit dem eigenen moralischen Gewissen. Das Gewissen repräsentiert die bewusste Wertewelt, die gesamtgesellschaftlich, familiär oder individuell geprägt sein kann. Letztlich ist die negative Bewertung des Tuns und die gleichzeitige Verantwortungsübernahme für das Handeln eine weitere Voraussetzung für das Erleben von Schuld.

3 Maladaptives Schulderleben: Ausdruck frustrierter Grundbedürfnisse

Die Fähigkeit, sich in Schuldempfinden zu verstricken, soll an folgendem Beispiel kurz aufgezeigt werden.

Fallbeispiel • Frau T.: Verstrickung in Schuldempfinden

Frau T. hat eine Katze und sie strickt gerne. Die Katze hingegen spielt gerne mit dem Faden am Ende des Strickzeugs. Eines Tages stellt Frau T. fest, dass ihre Katze krank ist. Sie isst nichts mehr, erbricht und scheint Fieber zu haben. Die Tierärztin zeigt sich besorgt und macht einen Ultraschall des Magens und des Darms. Der Magen ist mit Nahrung gefüllt und die Struktur des Darms deutet auf einen Fremdkörper hin, der sich im Magen befinden könnte. Aufgrund der Bildgebung tippt sie auf ein längeres Stück Faden, welches die Katze verschluckt haben könnte. Frau T. denkt an ihr Strickzeug und fühlt sich schuldig. Dabei hat sie jedoch keine Erinnerung, dass das Tier einen losen Faden gefunden haben könnte. Auch war ihr Strickzeug nie verheddert, was man bei einer Katze, die mit dem Strickzeug spielt, vermuten könnte. Erzählt sie anderen von ihrem Schuldgefühl, dann versuchen diese, sie zu trösten und zu beruhigen. Personen in ihrem Umfeld versuchen ihr deutlich zu machen, dass die Tatsache, dass sie gestrickt habe und die Katze gerne mit dem herabhängenden Faden des Strickzeugs spielte, kein schuldhaftes Verhalten sei. Frau T. interpretiert jedoch nun ihr Stricken als riskantes Verhalten. Ihr moralisches Gewissen impliziert, dass sie niemandem Schaden zufügen möchte. Die Tatsache, dass die Katze womöglich durch das Verschlucken eines Fadens sehr krank wurde, bewertet sie negativ und sie schreibt sich eine Verantwortung zu. Aufgrund des nagenden Schuldgefühls konnte Frau T. tagelang nicht gut schlafen, machte sich Vorwürfe und verhielt sich gegenüber ihrer Familie, als hätte sie etwas Unrechtes getan und müsse um Verzeihung bitten. Die Katze erholte sich, ohne dass je klar wurde, ob sie wirklich ein Stück Faden im Darm hatte. Frau T. hörte auf zu stricken.

Das kleine Beispiel macht deutlich, wie sich maladaptive Aspekte der Emotion der Schuld entwickeln können, die eventuell nachhaltig das Wohlgefühl einer Person beeinträchtigen.

Patientinnen berichten häufig von solchen und ähnlichen für sie bedrückenden Ereignissen, aber auch größere Lebensthemen führen zu Schuldempfinden. So berichtet eine Mutter, dass sie überzeugt sei, dass ihre Berufstätigkeit dazu führe, dass ihr Kind schlecht in der Schule sei, obwohl sie sich in ihrer freien Zeit sehr bemühte, das Kind zu unterstützen. Ein junger Kollege in Ausbildung macht sich sehr viele Gedanken um den Klimawandel und fühlt sich schuldig, weil er während eines kurzen Urlaubs die Heizkörper nicht vollständig heruntergedreht hatte. Ein Vater fühlt sich schuldig, weil er selbst die Schule abgebrochen hat und somit seinem Sohn kein gutes Vorbild sein könne.

Eigenschaften maladaptiver Schuld

Maladaptive Schuldgefühle scheinen in Ausmaß, Dauer und Intensität nicht dem auslösenden Ereignis angemessen oder sind generell nicht an eine äußere Situation gebunden. Sie können weiterhin fortbestehen, auch wenn das auslösende Ereignis schon längst behoben ist oder sich allmählich wieder zum Guten gewendet hat.

Während bei adaptivem Schulderleben die Fähigkeit besteht, die Normverletzung eigenen Verhaltens anzuerkennen, dafür Verantwortung zu übernehmen und nach Lösungen in verschiedenster Form zu suchen, wird bei maladaptiver Schuld seltener nach Lösungen gesucht und wenn doch, wird nur eine geringfügige und nicht nachhaltige Entlastung erreicht. Im weitesten Sinn könnte das Erleben von Schuld als die Lösung gesehen werden. So sehr die Fähigkeit, Schuld zu erleben, ein normgerechtes Verhalten in Gruppen erst ermöglicht und verantwortungsvolles Verhalten begünstigt, erschwert eine übermäßige Schuldwahrnehmung die eigene persönliche Entfaltung und führt im schlimmsten Fall zu einer Vernachlässigung eigener Bedürfnisse bis hin zu depressivem Erleben. Dennoch scheint eine generelle Fähigkeit zu maladaptivem Schulderleben in jeder Person verankert zu sein und wird gerne als Orientierungshilfe für eigene Handlungsoptionen genutzt.

Maladaptives Schulderleben und Frustration der Grundbedürfnisse

Menschen mit einer ausgeprägten Neigung für maladaptives Schulderleben sind im Rahmen ihrer Entwicklung in der Befriedigung mehrerer ihrer Grundbedürfnisse nachhaltig frustriert worden (Lammers, 2016; Lammers, 2020). Die Konsistenztheorie von Grawe beschreibt vier Ebenen der sozialen Grundbedürfnisse. Hierzu zählen das Bedürfnis nach Bindung, Selbstwerterhöhung, Orientierung und Kontrolle sowie Unlustvermeidung vs. Lustgewinn (Grawe, 2014). Fokussiert man auf rein soziale Bedürfnisse, so ist das Bedürfnis nach Zugehörigkeit und damit die Motivation, den sicheren Platz in einer Gruppe zu finden, die Suche nach sozialem Austausch sowie das Ausüben und der Erhalt einer anerkannten sozialen Rolle ebenfalls zu nennen.

Die Arbeit mit der Lebensgeschichte eines Menschen kann Aufschluss über mögliche Frustrationen einzelner Grundbedürfnisse geben:

Fallbeispiel • Herr T.: Arbeit mit der Lebensgeschichte

Herr T. hat oft Schuldgefühle oder die Angst, schuldig zu werden. Er erzählt von einer sehr kritischen Mutter und einem Vater, der ihm immer wieder deutlich machte, dass er den Ansprüchen nicht genügen könne. Nach der Trennung der Eltern beschimpfte ihn die Mutter und machte ihn für ihre eigene Not verantwortlich. Auch sei wohl der Satz gefallen, dass es bei einem solchen Sohn doch verständlich sei, dass der Vater die Familie verlassen habe. Die Ausbildung eines adäquaten Selbstwertgefühls war Herrn T. in der Konstellation schwer möglich, was dazu führte, dass er sich in der Schule und in Gruppen mit Gleichaltrigen linkisch und unsicher zeigte. Das hatte zur Folge, dass man ihn ausgrenzte und nicht mit ihm Zeit verbringen wollte. Er hatte zunehmend die Überzeugung, alles falsch zu machen, zog sich beschämt zurück und entwickelte hohe Erwartungen an seine Schulleistungen. Abends plagten ihn Schuldgefühle, da er den Eindruck hatte, nicht genug für die Schule gearbeitet zu haben. Leichtigkeit, im Sinne von feiern gehen oder mit anderen Spaß haben, konnte er sich nicht mehr erlauben. Als ein Sportkollege ihn nach dem Training abholte und dieser auf der Fahrt ein parkendes Fahrzeug streifte, war er überzeugt, dass er Schuld an dem Unfall habe, obwohl er ein hauptsächlich schweigender Beifahrer war. Dies beschäftigte ihn nachhaltig, obwohl der Schaden adäquat von seinem Freund behoben wurde. Er fragte in der Therapie immer wieder, ob er anderen Unglück bringe.

Frustrierte Grundbedürfnisse und mögliche Kompensationsversuche

Das Bedürfnis nach Bindung. Bleibt das Bedürfnis nach Bindung durch Entwertung, Strafe und Liebesentzug fragil, findet man bereits in vorsprachlichen Lebensphasen erste präverbale Hinweise auf Schulderleben (Lammers, 2016). Werden Bindungsbedürfnisse nicht angemessen befriedigt, weil Eltern krank oder aus sonstigen Gründen sehr mit sich selbst und der Eigenregulation ihrer Bedürfnisse beschäftigt sind, so kann das Kind dies kompensatorisch mit der Entwicklung eines erhöhten Verantwortungsgefühls beantworten. Dies stiftet Sicherheit, die auf einer gewissen Kontrolle über die möglichen Geschicke im Leben beruht. Im Umkehrschluss hat das Kind jedoch früh die Überzeugung, für viele Dinge Verantwortung zu haben, die es gar nicht beeinflussen kann, z. B. dem erneuten Alkoholkonsum des Vaters oder die erneute schwere Migräneattacke der Mutter.

Das Bedürfnis nach Selbstwerterhöhung. Wird das Bedürfnis nach Selbstwerterhöhung frustriert, können überhöhte perfektionistische Ansprüche entwickelt werden, die ebenfalls den Nährboden für maladaptives Schulderleben bilden können. Ist es nicht möglich, den eigenen unerbittlichen Ansprüchen gerecht zu werden, scheint Schuld als Emotion die Funktion eines Motors für den inneren Antreiber zu übernehmen. Dies wird in diesem Zusammenhang fälschlicherweise auch als sinnvoll und wichtig angesehen, da man sonst vielleicht keine ausreichende Anstrengungsbereitschaft hätte. So zeigt Herr T. in dem geschilderten Fall eine erhöhte Bereitschaft, sich in schulischen Dingen anzustrengen und fühlt sich schlecht und schuldig, wenn er weniger getan hat, als er von sich erwartet.

Das Bedürfnis nach Kontrolle. Dies scheint das Bedürfnis nach Kontrolle zu stärken und die hinter dem Schuldgefühl bestehenden Ängste zu reduzieren. Die Verantwortungsübernahme für Missgeschicke, die in seinem Umfeld passieren, kann ebenfalls ein Versuch sein, Kontrolle über etwas zu erlangen, was Herr T. eigentlich nicht kontrollieren kann. Bereits als Kind war ihm von Seiten der Erwachsenen Schuld für Ereignisse zugesprochen worden, für die er nichts konnte (»Kein Wunder, dass uns der Vater bei einem solchen Sohn verlassen wollte«). So quälend das Erleben von Schuld für Herrn T. vordergründig sein mag, erscheint es in diesem Zusammenhang sinnvoll und gibt so etwas wie eine Orientierung. Es fühlt sich für ihn logisch an, sich schuldig zu fühlen. Damit ist es auch nicht leicht, von diesem Gefühl Abstand zu nehmen.

Primäre vs. sekundäre Emotion. Oft beschäftigt die Therapeutinnen das Ausmaß und die scheinbare Eskalation erlebter maladaptiver Schuld ihrer Patientinnen. Wie bei vielen Situationen stehen meist andere Emotionen im Hintergrund (primäre Emotion), die durch die vordergründig sichtbare Emotion (sekundäre Emotion) überdeckt werden. Dabei kann auch die sekundäre Emotion eine unangenehme Emotion sein. Sie kann jedoch von der betreffenden Person in dieser Situation besser ausgehalten werden als die zugrunde liegende primäre Emotion (Eismann & Lammers, 2017). So können zugrunde liegende Versagensängste und Verlustängste (primäre Emotion) Gefühle darstellen, die die Emotion der Schuld (sekundäre Emotion) begleiten oder ihr zugrunde liegen. Es ist in manchen Situationen wohl leichter, sich schuldig statt ängstlich zu fühlen.

Maladaptive Schuld und ihre Sinnhaftigkeit

Gerade die subjektiv erlebte Sinnhaftigkeit kann die Aufrechterhaltung der maladaptiven Schuld teilweise erklären. So kann ein Schuldgefühl den Eindruck vermitteln, auf der richtigen Seite zu stehen. Fühlt sich der junge Kollege schuldig zwecks des Klimawandels, dann scheint er sich in seiner inneren Wertewelt auf der moralisch richtigen Seite zu bewegen. Die erlebte Emotion zeigt ihm, dass er die Verletzung der moralisch erlebten Pflicht wahrnimmt, dass etwas getan werden sollte, ungeachtet dessen, ob er selbst tatsächlich etwas aktiv anpackt. Drücke ich mein Schuldgefühl aus, so kann ich vom Gegenüber Entlastung erwarten, vielleicht sogar Mitgefühl. Schulderleben kann den Belasteten in seinem negativen Selbstbild über sich selbst bestätigen oder scheint eine Bestrafung darzustellen, die doch so etwas wie eine Sühne in sich birgt (Wolf, 2020).

Fazit

Menschen mit ausgeprägter Neigung für das Erleben von maladaptiver Schuld weisen häufig eine Frustration zugrunde liegender Grundbedürfnisse auf. Das Gefühl der Schuld scheint dann verschiedenste Funktionen zu übernehmen. Es kann Kontrolle bieten, Antreiber für Leistungserbringung darstellen oder so etwas wie Bestandteile von Sühne beinhalten. Die Arbeit an den Grundbedürfnissen und die Betrachtung der funktionalen Aufrechterhaltung, die durch das Erleben von Schuld gegeben sein kann, stellen daher eine wesentliche Grundlage der therapeutischen Herangehensweise dar.

4 Unterschiedliche Formen von Schuld

Überlebendenschuld und existenzielle Schuld

Schuld hat unterschiedliche Motive und beinhaltet spezifische Themen, die so oder in ähnlicher Form auftreten können. Meist wird sie durch die Überzeugung ausgelöst, gegenüber einer anderen Person nicht verantwortungsvoll oder gerecht gehandelt zu haben oder eine andere Person geschädigt zu haben. Hierbei steht die vollzogene oder unterlassene Handlung und deren mögliche ungute Konsequenz im Zentrum. 4

Es tritt jedoch auch Schulderleben auf, ohne dass das willentliche eigene Handeln im Vordergrund steht, was beispielhaft an den folgenden Themen aufgezeigt werden soll.

Überlebendenschuld. Werden die eigenen Positionen im Leben oder der eigene Lebensraum gegenüber anderen als ungerecht oder unangemessen empfunden, besteht auch hier die Möglichkeit, Schuldgefühl zu entwickeln. Sich z. B. schuldig zu fühlen, weil man ein Unglück überlebt hat, welches für andere tödlich ausging, wird als »Überlebendenschuld« bezeichnet.

Existentielle Schuld. Des Weiteren fühlen sich Menschen möglicherweise schuldig, weil sie im Leben im Vergleich zu anderen Menschen begünstigt sind. Hier spricht man von »existentieller Schuld« (Lammers, 2016). Sich bevorzugt fühlen, ohne dass dies gerecht erscheint, kann z. B. eine sozial privilegierte Person gegenüber einer sozial benachteiligten Person empfinden.

Existentielle Schuld aus humanistisch-existentialistischer Sicht

In der humanistisch-existentialistischen Psychologie beinhaltet das Konzept der »existentiellen Schuld« zusätzlich die Annahme, dass jeder für das eigene Leben und die damit einhergehenden grundlegenden Entscheidungen die Verantwortung trägt. So lautet der Titel der Memoiren von Irvin Yalom als bekannter Vertreter der existentialistischen Psychotherapie »Wie man wird, was man ist« (Yalom, 2019). Nach diesem Konzept wird existentielle Schuld empfunden, wenn die Person es nicht geschafft hat, das eigene Leben als das zu leben, was theoretisch möglich gewesen wäre. In diesem Ansatz geht es nicht darum, das gesellschaftlich Optimalste aus sich zu machen, sondern zu erkennen und zu leben, was und wer man gerade ist. Auch etwas Durchschnittliches kann das sein, was man sein möchte und kann. In neuester Zeit wird die Suche nach dem, was man sein könnte, umformuliert in das Streben, die gesellschaftlich anerkannte optimierte Variante seines Selbst zu werden (Binder, 2022). Auch im therapeutischen Kontext finden wir dies in dem Suchen und Streben nach der Optimierung der eigenen Persönlichkeit, die in vielerlei Hinsicht befeuert durch soziale Medien von jungen, sich meist in der Adoleszenz befindenden Menschen aufgegriffen wird. Diese Perfektionierung führt dazu, dass z. B. effiziente Pläne der Tagesstrukturierung und -abläufe eingehalten werden. Bei Nicht-Einhaltung wird ein Schulderleben beschrieben, das auch von der Angst begleitet ist, den Anforderungen der heutigen Gesellschaft nicht zu genügen. Patientinnen beschreiben dann das Erleben quälender Schuld in dem Zusammenhang, dass sie nicht das Bestmögliche für sich versucht haben, was teilweise auf alle Lebens- und Identitätsbereiche bezogen wird (z. B. Leistung, Aussehen, Körperformen, Gesundheit, Nachhaltigkeit etc.).

Chronisches und dispositionelles Schulderleben

Maladaptive Schuld kann, bezogen auf eine Situation, entweder chronisch oder dispositionell erlebt werden. Chronische Schuld ist dadurch gekennzeichnet, dass die Überzeugung der Wiedergutmachung nicht gegeben ist und daher auch kein Verhalten dahingehend erfolgt. Dies kann z. B. im Zusammenhang mit schweren Depressionen auftreten. Patientinnen berichten von der Überzeugung, schuldig zu sein und dass scheinbar kein Verhalten dies je wieder gut machen kann. Diese Überzeugung kann teilweise wahnhaften Charakter annehmen, was dann auch als Schuldwahn beschrieben wird. Dispositionelle Schuld beschreibt die Neigung einer Person, sich schuldig zu fühlen. Sie zeigt viele prosoziale Verhaltensweisen, meist in dem Versuch, dem Gefühl der Schuld vorzubeugen (Conradi, 2011). So berichtete eine Patientin, die in einem Elternhaus mit hohem Gewaltpotential und Kritikniveau aufgewachsen ist, dass sie sich in fast allen Interaktionen, sobald etwas unklar ist oder jemand eine Unzufriedenheit äußert, schuldig fühle. Meist versuche sie schon in der Vorwegnahme des Gefühls herauszufinden, was andere brauchen und was sie ihnen Gutes tun könnte, in der Hoffnung, das schnell auftretende Schuldgefühl umgehen zu können.

II Erleben von Schuld in der Psychotherapie

5 Maladaptives Schulderleben in der Therapie

Schuld und Scham. Maladaptives Schulderleben wird oft mit dem Gefühl der Scham assoziiert. Empirische Arbeiten und statistische Modelle zeigen, dass Scham im Rahmen der Psychopathologie maladaptiver Schuld eine wesentliche Rolle spielt (Tagney et al., 2002). Daraus wurde abgeleitet, dass die Symptomatik der maladaptiven Schuld primär auf die damit zusammenhängende Scham begrenzt werden könne (Schanz et al., 2022). Gleichzeitig erscheint es schwer, eine solch komplexe Emotion wie das Schulderleben in einer artifiziellen einzelnen Situation abzubilden und abrufbar zu machen. Es ist anzunehmen, dass immer auch zugrunde liegende Gefühle wie Scham, Trauer sowie Angst gleichzeitig mit aktiviert werden können. Es müssen daher bei der Betrachtung des Erlebens der Schuld immer auch die begleitenden Emotionen und die zugrunde liegenden Primäremotionen berücksichtigt werden. Zum anderen stellt es sich im therapeutischen Alltag häufig dar, dass Menschen, die ein maladaptives Schulderleben beschreiben, dies als quälend erleben und dies unabhängig von dem Gefühl der Scham als subjektiv bedeutsam postulieren (Wolf, 2020). Dass Schuldgefühl und Psychopathologie zusammenhängen, wird am Beispiel der Korrelation von maladaptivem Schulderleben und Depression in umfassenden Analysen gestützt. So scheint die Emotion der Schuld vor allem dann überdauernd und quälend zu sein, wenn keine Wiedergutmachung erfolgen kann oder eine Verantwortungsübernahme für unkontrollierbare Ereignisse erfolgt (Conradi, 2011). Daher werden im therapeutischen Alltag, aber auch in der Forschung die Konzepte Scham und Schuld unterschieden und dennoch als häufig gemeinsam auftretende und sich gegenseitig bedingende Emotionen betrachtet.

Gemeinsamkeiten und Unterschiede von Schuld und Scham

In Abbildung 5.1 soll der Zusammenhang maladaptiver Schuld und Scham vorrangig aus dem subjektiven Erleben einer Patientin betrachtet werden. Es wird nicht als duales Konzept dargestellt, sondern im Sinne eines überlappenden Kreismodells, das eine Schnittmenge besitzt und jeweils zwei von der anderen Emotion eher unabhängige Anteile kennzeichnet. Es wird davon ausgegangen, dass es erlebte maladaptive Schuld gibt, die nicht immer mit der Emotion der Scham gekoppelt ist, so wie es Schamerleben gibt, das unabhängig von Schulderleben auftritt. Dennoch gibt es auch eine klare Überschneidung, wo Scham und Schuld gemeinsam auftreten und auch beide Gefühle erkannt werden sollten. Werden leidvolle Zustände beschrieben, die eine deutliche Überlappung von Scham und Schulderleben beinhalten, dann findet sich dies z. B. gehäuft in den Störungsbildern der sozialen Angst, der Zwänge oder auch der Posttraumatischen Belastungsstörung wieder. In diesem Buch liegt der Schwerpunkt auf der Emotion der Schuld und berücksichtigt zudem immer wieder den Zusammenhang mit der Emotion der Scham. Eine umfassende Darstellung des Zusammenhangs von Schuld und Scham und mögliche Behandlungsansätze bietet zudem Lammers (2020).

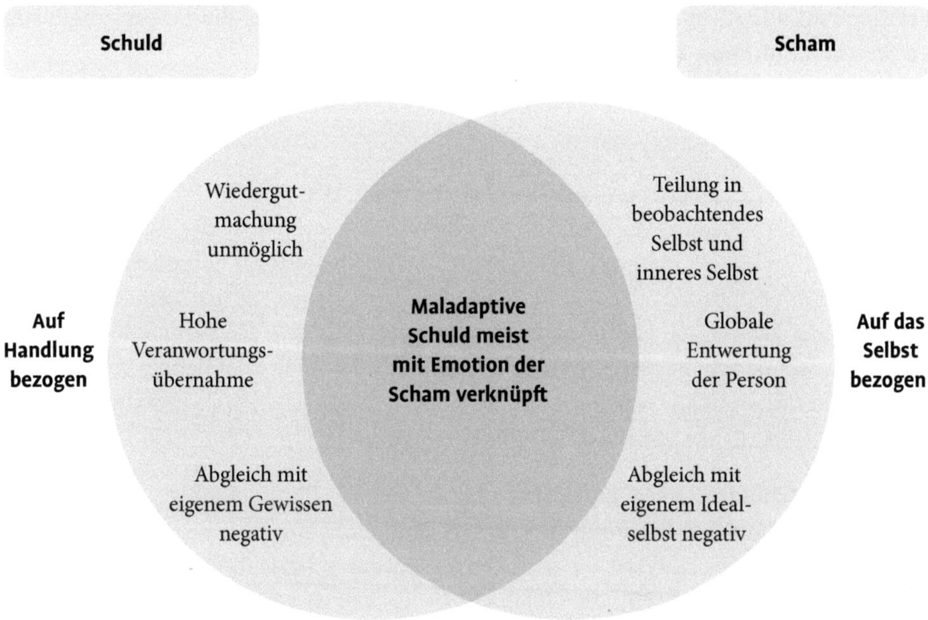

Abbildung 5.1 Der Zusammenhang von maladaptiver Schuld und Scham

Des Weiteren zeigt Abbildung 5.1 die wesentlichen Charakteristika der Gefühle von Scham und Schuld auf. So ist Schuld generell eher handlungsbezogen und Scham sehr stark auf das innere Konzept des Selbst ausgerichtet. Bei Schuld besteht ein negativer Bewertungsabgleich zwischen Handlung und Gewissen, d. h. das gezeigte Verhalten liegt im Widerspruch zum eigenen Werteanspruch an sich. Bei der Scham findet sich dagegen ein negativer Bewertungsabgleich bezüglich dem wahrgenommenen eigenen Selbst und der antizipierten Bewertung durch andere. Kreisen bei der maladaptiven Schuld die Gedanken um mögliche Wiedergutmachung und Reue, finden wir bei der Scham häufig Fluchtinstinkte, das Gefühl, sich verstecken zu wollen und es kommt zu einer globalen Entwertung der eigenen Person (Conradi, 2011).

Maladaptive Schuld und gleichzeitiges Vorliegen der Scham führen zu einer Synthese dieser beschriebenen Komponenten. Das bedeutet, die sich schuldig fühlende Person, hat zum einen ein schlechtes Gewissen und verurteilt das eigene gezeigte Verhalten. Zum anderen fühlt sie eine tiefe Beschämung, da sie überzeugt ist, dass die äußere Bewertung negativ ausfällt. Dies kann zu einer generellen inneren Ablehnung und dem Verlust der Selbstliebe führen. Die im Kreismodell dargestellte Schnittmenge stellt auch die Gemeinsamkeiten dar. Es handelt sich bei den Emotionen Schuld und Scham um moralische Emotionen, die gelernte innere Attributionsprozesse widerspiegeln und Ausdruck frustrierter Grundbedürfnisse sind. Der selbstreflexive Charakter von Schuld und Scham setzt voraus, dass die betreffende Person in der Lage ist, sich selbst zum reflexiven Objekt zu machen. Sie sind Ergebnis internaler Bewertungsprozesse, die gerade bei einer maladaptiven Ausprägung der beiden Emotionen für die Person ungünstig erscheinen (Lammers, 2020).

Fazit

Maladaptives Schulderleben ist eng mit dem Gefühl der Scham verknüpft. Schuld spiegelt den negativen Abgleich von Handeln und Gewissen wider, Scham bildet den negativen Bewertungsabgleich von sich selbst in Relation zu anderen ab. Sie treten in ihrer maladaptiven Form oftmals überlappend auf. Scham kann dem vordergründig geäußerten Gefühl der Schuld zugrunde liegen. Sie kann jedoch auch situationsspezifisch im subjektiven Erleben der Patientinnen unabhängig voneinander erlebt und berichtet werden.

Maladaptive Schuld ausgelöst durch akute Situationen der Überforderung

Maladaptives Schulderleben kann störungsübergreifend auftreten und durch ein akutes emotionales Erlebnis aktiviert werden. Die Patientinnen berichten vielleicht in einem kurzen Nebensatz davon und die Gefahr ist groß, dass dieser vorsichtige Hinweis auf einen quälenden emotionalen Zustand in seiner Schwere und erlebten Belastung kaum wahrgenommen wird. Zur Veranschaulichung dient die folgende Interaktion, wie sie sich in einem interaktionellen therapeutischen Setting zutragen könnte:

Beispiel • Interaktionelle therapeutische Interaktion bei maladaptivem Schulderleben: Frau L.

P: Ich fühle mich schuldig, ich weiß, es ist albern, aber ich denke darüber nach, ob ich etwas falsch gemacht habe. Mein Mann und ich waren an dem Abend essen und haben uns über vieles in der weiteren Zukunft unterhalten und dann ist er in dieser Nacht an einem Herzinfarkt verstorben.

T: Frau L., ich nehme an, dass dieser plötzliche Tod für Sie ein vollkommener Schock war. Dann die Umstände der Reanimation … ich bin überzeugt, dass dies für Sie ein emotional sehr überforderndes Ereignis war.

P: Ich weiß nicht, vielleicht habe ich an dem Abend zu viel über die Zukunft gesprochen? Vielleicht war das einfach stressig für ihn und ich habe ihn überfordert?

T: Frau L. vermutlich suchen Sie nach Erklärungen für etwas, was unerklärlich ist. Aber ich bin ganz sicher, dass dies allein keinen Herzinfarkt auslösen kann.

P: *(nickt, seufzt und nimmt eher etwas abwesend am weiteren Gesprächsverlauf teil)*

So oder ähnlich könnte eine kleine interaktionelle Sequenz ausschauen, in der die Patientin ihre innere Qual zum Ausdruck bringt. Die Therapeutin versucht empathisch und entlastend zu sein, ihre rationalen Argumente sind vollkommen nachvollziehbar und auch für die Patientin verständlich. Dennoch scheint die Patientin nicht zufrieden zu sein, denn es wird bei genauerem Betrachten des Gesprächsverlaufs deutlich, dass Frau L. nicht nur entlastet werden möchte, sondern vor allen Dingen gehört. Im Folgenden der Versuch einer alternativen therapeutischen Gesprächsführung, in der sich die Therapeutin bemüht, näher auf das subjektive Schulderleben der Patientin einzugehen.

Beispiel • Alternative Gesprächsführung bei maladaptivem Schulderleben: Frau L.

P: Ich fühle mich schuldig, ich weiß, es ist albern, aber ich denke darüber nach, ob ich etwas falsch gemacht habe. Mein Mann und ich waren an dem Abend essen und haben uns über vieles in der weiteren Zukunft unterhalten und dann ist er in dieser Nacht an einem Herzinfarkt verstorben.

T: Das tut mir sehr leid, dass Sie von dieser schweren Emotion gequält werden, erzählen Sie mir doch mehr davon.

P: Nun ja, ich weiß nicht, vielleicht habe ich an dem Abend zu viel über die Zukunft gesprochen? Vielleicht war das einfach stressig für ihn und ich habe ihn überfordert? Aber er schien an dem Gespräch auch so viel Freude zu haben. Dann war es in dem Hotelzimmer recht stickig, ich dachte noch einen kurzen Moment, man sollte vielleicht das Fenster öffnen, aber ich war so müde.

T: Sie hätten ihm so gerne Gutes getan! Ich höre, dass Sie gerne für sein Wohlbefinden gesorgt hätten und nun mutet es an, als hätten Sie Dinge übersehen, die im Nachhinein offensichtlich erscheinen?

P: Nun ja, eigentlich ja vollkommen irrational, das weiß ich auch, aber ich spüre das nagende Gefühl und meine Gedanken grübeln und rufen die Situation immer wieder auf, als müsste ich detektivisch den Moment herausfinden, der uns hätte Hinweise geben können. Vollkommen abstrus oder?

T: Vielleicht brauchen das Gefühl und die dazugehörigen Gedanken momentan einen Platz und einen Raum, sie sind genauso ein Teil von Trauer und ein Teil des Ohnmachtsgefühls des Verlusts.

P: Ja, ich glaube auch, das gehört im Moment einfach dazu, ich bin einfach so traurig und würde mir so sehr wünschen, das Ganze wäre nur ein böser Traum und man hätte es verhindern können.

Steht in der ersten Gesprächssequenz die argumentative Entlastung durch die Therapeutin im Vordergrund, so steht in der zweiten Gesprächssequenz der Versuch im Vordergrund, das Erleben von Schuld als gegeben zu akzeptieren und der Emotion eine persönliche Sinnhaftigkeit und Relevanz zuzuschreiben, d.h. die Therapeutin bleibt in einer vollkommen empathisch akzeptierenden Haltung vs. einer empathisch entlastenden Haltung.

In beiden Sequenzen wird deutlich, dass die Therapeutin davon ausgeht, dass die primären Emotionen Traurigkeit und Angst durch die sekundäre Emotion Schuld überlagert sind. Die Patientin versucht das Erleben von Schuld durch hohe Verantwortungsübernahme und Kontrolle zu bewältigen, was vielleicht zu anderen Zeitpunkten im Leben von Frau L. eine gute Kompensation von emotional überflutenden Ereignissen dargestellt hat. Die Annahme einer Verantwortung nicht gerecht worden zu sein, scheint in diesem Zusammenhang für die Patientin in der hochemotional akut erlebten Situation die näher liegende emotionale Antwort und vermittelt ein Gefühl möglicher Kontrolle. Daher war es im Folgenden wichtig, biografisch mögliche Frustrationen des Grundbedürfnisses nach Kontrolle und Orientierung zu betrachten und den Einfluss auf die heutige Situation zu erarbeiten.

6 Schulderleben und Schuldabwehr: mögliche Themen in der Therapie

Schulderleben ist im Verlauf vieler psychotherapeutischer Prozesse ein quälendes Anliegen, das den Gesamtprozess einer Psychotherapie nachhaltig beeinflussen kann. Es begleitet einen das ganze Leben lang und nimmt bei verschiedensten psychischen Erkrankungen einen prägenden Raum ein.

6

Schulderleben im Kindesalter

Bereits in der Therapie mit Kindern und Jugendlichen finden sich Themen der Schuld. So kann sich das Kind schuldig fühlen für psychische Beeinträchtigungen, Stimmungsschwankungen oder Suchterkrankungen der Eltern. Das Kind übernimmt die Schuld, da es dadurch die unkontrollierbare emotionale Umwelt mehr unter Kontrolle wahrnehmen kann. Die Annahme, dass das eigene Verhalten irrationale Reaktionen beim Gegenüber auslösen kann, begünstigt die Schlussfolgerung, dass lediglich das richtige Verhalten gefunden werden muss, um wieder Sicherheit herzustellen. Gerade in Trennungs- und Scheidungssituationen der Eltern formulieren Kinder die Angst, die Trennung mitverschuldet zu haben. Das Kind fühlt sich vom sich trennenden Elternteil ebenfalls verlassen und zurückgewiesen und sucht hierfür nach einer intrapersonellen Erklärung. Eigenes Fehlverhalten oder Ärgernisse, die bei den Eltern hervorgerufen wurden, werden kausal mit der Trennung verknüpft. Gerade wenn die Grundbedürfnisse nach Bindung, Sicherheit und Zugehörigkeit fragil sind, scheint das Grübeln nach der eigenen möglichen Schuld ein Versuch der Lösung einer emotionalen Überforderung darzustellen.

Schulderleben bei alten Menschen

Schulderleben wird auch von hochbetagten und in ihrer physischen Kompetenz eingeschränkten Menschen berichtet. Hier kann es die Befürchtung sein, anderen zur Last zu fallen, was womöglich Rückzugsverhalten und Gefühle der Einsamkeit bis hin zu einer zunehmenden Ausformung von depressiven Gefühlen verstärken kann. Es besteht daher die Gefahr, dass suizidales Denken oder gar Verhalten verstärkt gezeigt wird, da man nicht schuld daran werden möchte, anderen Hilfe und Pflege abzuverlangen (Pedroso-Chaparro et al., 2022).

Maladaptive Schuldgefühle bei verschiedenen psychischen Störungen

Schuldgefühle werden in der Psychotherapie bei verschiedenen psychischen Störungen artikuliert, z. B. bei depressiven Erkrankungen, bei Traumafolgestörungen, insbesondere im Zusammenhang mit interpersoneller Gewalt und bei Zwangsstörungen. Es zeigte sich ein Zusammenhang des Auftretens von maladaptiven Schuldgefühlen und dem Vorliegen einer reduzierten sozialen Kompetenz, bezogen auf die Fähigkeit, Beziehungen aufzubauen und aufrechtzuerhalten, sowie erhöhter Selbstkritik und erhöhter Psychopathologie (Conradi, 2011).

Im Rahmen von Psychosen können schuldwahnhafte Episoden auftreten. Bei sozialen Ängsten, Essstörungen oder Suchterkrankungen zeigen sich deutlich Schamgefühle, gekoppelt mit dem Gefühl der Schuld, ein bestimmtes Verhalten nicht gezeigt zu haben. Manche Patientinnen befürchten, durch das gezeigte eigene Verhalten andere zu enttäuschen, in dem Sinne eigene oder die Erwartungen anderer nicht zu erfüllen.

Adaptives Schulderleben im Rahmen psychischer Erkrankung
Sich schuldig fühlen für das, was man anderen zum Zeitpunkt einer psychischen Erkrankung zugemutet hat, kann teilweise auch als ein adaptiver Umgang im Sinne der Krankheitsverarbeitung angesehen werden. Voraussetzung ist, dass eine angemessene Verantwortungsübernahme für das eigene Verhalten gegeben ist und somit die Störung nicht nur als unveränderbares Schicksal angesehen wird. Wenn die junge Frau, die einige Jahre exzessiv Cannabis konsumiert hat und spielsüchtig war, in dieser Zeit die Eltern belogen hat und zum Teil Dokumente fälschte, um die Fortführung ihres Studiums vorzutäuschen, dann im Verlauf der Genesung das Erleben von Scham und auch Schuld für das gezeigte Verhalten zeigt, kann dies ein Zeichen von Verantwortungsübernahme für die Erkrankung darstellen.

6.1 Dissoziales Verhalten und Schuldabwehr

Dissoziales Verhalten beinhaltet, dass Regeln und Normen einer Gesellschaft übertreten werden. Dies können kleinere Übertretungen sein oder größere Vergehen wie Gewalt, Betrug und Diebstahl beinhalten.

Antisoziale Persönlichkeiten. Vor allem antisoziale Persönlichkeiten neigen zu Normübertretungen und zeigen dabei wenig Empathie für die Personen, die sie geschädigt haben oder Schuldempfinden für die Handlungen, die sie begangen haben. Das Schuldbewusstsein erscheint reduziert und selbst die Androhung von Bestrafung führt nicht unbedingt zu nachhaltiger Veränderung oder Unterlassung (Rauchfleisch, 2020).

Hierbei scheint die betreffende Person kaum Empathie für das Leid, das sie anderen durch das eigene Verhalten zufügt, wahrzunehmen. Die zum Teil vorhandene emotionale Intelligenz wird dafür genutzt, das Gegenüber für den eigenen Vorteil zu manipulieren. Das Schulderleben wird abgewehrt, am ehesten wird das Umfeld für das eigene gezeigte Verhalten als auslösend wahrgenommen. Es findet sich bei diesen Personen ein hohes Maß an externaler Attribution.

Hirnorganische Beeinträchtigungen. Auch nach hirnorganischen Beeinträchtigungen wie z. B. Frontallappenschädigung, präfrontaler Demenz oder Korsakow-Syndrom ist eine angemessene Verantwortungsübernahme nur bedingt möglich, sodass auch hier möglicherweise angemessene Gefühle der Schuld als prosoziales Handlungsmotiv wenig ausgeprägt sind (Lammers, 2016).

6.2 Schuldabwehr, ein natürliches Phänomen

Die Abwehr von Schuld finden wir nicht nur in abweichenden Verhaltensmustern. Schuldabwehr findet sich bezogen auf bestimmte Entwicklungsphasen oder bestimmte situative Ereignisse. Arbeitet man mit Paaren, die sich in Trennung befinden, werden häufig Vorwürfe und Schuldzuweisungen an den Partner ausgesprochen. Es ist oft leichter, sich selbst als Opfer im Rahmen der Trennung zu sehen als die Verantwortung für die Trennung mitzuübernehmen und damit die eigene mögliche Schuld am Scheitern der Beziehung zu betrachten.

Schuldhaftes Verhalten nicht bemerken. Aber nicht nur die aktive Abwehr von Schuld, auch sich keiner Schuld bewusst zu sein, gehört zum alltäglichen Erleben dazu. So können Schuld oder auch Scham zeitweise erst nachträglich im weiteren Reifungserleben für bestimmte Verhaltensweisen empfunden werden. Ist man als Kind rüde mit einem Tier umgegangen, so kann dies zum damaligen Zeitpunkt lediglich als ausgelassenes Spielen empfunden werden und im weiteren Reifungsprozess können Schuld- und Schamerleben darüber entstehen, was man dem Tier angetan hat.

Soziokulturelle Bezugssysteme. Schulderleben verändert sich nicht nur im Entwicklungsverlauf eines Menschen, sondern kann auch im Rahmen von einem Umzug in ein anderes Land, in einen anderen Kulturkreis oder durch finanzielle oder sonstige soziale Veränderungen erfolgen.

Im therapeutischen Prozess steht die Betrachtung des soziokulturellen Kontextes sowie des Entwicklungskontextes im Vordergrund, wenn Schuldabwehr oder Schulderleben berichtet werden.

Fazit

Schulderleben und Schuldabwehr sind Themen in der Psychotherapie, die alle Entwicklungsphasen umfassen.

- Schulderleben im Kindesalter kann ein Versuch darstellen, Kontrolle und Sicherheit über fragile Bindungen zu erhalten.
- Schulderleben im hohen Alter kann verknüpft sein mit der Sorge, anderen zur Last zu fallen.
- Schulderleben im Rahmen psychischer Erkrankungen kann Teil einer Psychopathologie sein.
- Schuldabwehr ist sowohl bei dissozialen Verhaltensmustern als auch im alltäglichen Miteinander durch einen externalen Attributionsstil gekennzeichnet.

III Transdiagnostische therapeutische Herangehensweise bei Schuld

7 Entscheidungsdilemmata, die Schulderleben erzeugen

Unabhängig von dem zugrunde liegenden psychischen Störungsbild erleben Patientinnen häufig Schuld im Rahmen von Dilemmata. Dabei kann Schuld wahrgenommen werden, weil ein Dilemma nicht aufgelöst wird. Des Weiteren entsteht Schulderleben, weil eine Entscheidung getroffen wurde, die jedoch für sich selbst und für nahe Bezugspersonen ungute Konsequenzen beinhaltet. Im Folgenden werden Fallbeispiele aufgeführt, anhand derer bestimmte interventionelle Überlegungen aufgezeigt werden sollen. Dabei wird nicht der mögliche gesamte Behandlungsplan für den jeweiligen Fall dargestellt, sondern es werden exemplarisch Interventionen hervorgehoben, die in der Behandlung von Schuld transdiagnostisch zielführend sein könnten. Das soll nicht bedeuten, dass die dargestellte Technik nicht auch bei einer anderen Fallkonstellation zielführend zum Einsatz kommen könnte oder eine andere interventionelle Technik in diesem Fall angemessen wäre.

Moralische Dilemmata

Moralische Dilemmata, verstanden als unlösbare Konflikte, machen es scheinbar unmöglich, dass ein günstiger Ausgang wirklich erzielt werden kann (Raters, 2013). So können die getroffene Entscheidung und die daraus resultierende Handlung gleichzeitig als richtig und falsch gesehen werden. Es handelt sich in dem Sinne um moralische Konflikte, die sich nicht wirklich in einem guten inneren Gefühl auflösen lassen. Man kann nicht wirklich schuldfrei aus ihnen hervorgehen. In einer psychotherapeutischen Interaktion ist die Akzeptanz des unlösbaren Konflikts ein erster wesentlicher Schritt. Nur so kann auf die in einschlägigen Konfliktsituationen unausweichlichen subjektiven Schuldgefühle der Betroffenen angemessen reagiert werden. Dabei geht es letztlich nicht um das Finden der besten Entscheidung, sondern um das Zulassen der Entscheidung, die für die Betroffenen am ehesten zu verkraften ist (Raters, 2013). Dennoch erzeugt diese frei getroffene Entscheidung Schulderleben, da sie einer moralischen Idee widerspricht. Dilemmata sind somit ein Entscheidungskonflikt, der Schuldgefühl erzeugen kann, da es unabhängig von der getroffenen Entscheidung keinen moralisch unbedenklichen Ausgang gibt.

Auch in der therapeutischen Arbeit spielen Dilemmata und deren gefühlte Folgen häufig eine große Rolle. Es sind meist Entscheidungen, die in sich ein hohes Maß an emotionaler Überforderung beinhalten, da sie existentielle Themen umfassen.

Angst vor möglicher Schuld. Wenn in der Psychotherapie die Angst vor der wahrgenommenen Schuld oder die Sorge schuldig zu werden im Raum steht, überträgt sich das innerpsychische Dilemma auch auf die therapeutische Situation. Ein häufiger Impuls besteht darin, die erlebte Schuld der Patientin oder die Angst vor dem möglichen Schuldig-Werden zu reduzieren. Die Therapeutin versucht mit rationalen Argumenten, den Beweis für das Nicht-Vorhandensein von Schuld zu thematisieren. Schuldempfinden durch Argumente zu entkräften ist einen Versuch wert, aber meist wenig zielführend. Im Folgenden soll anhand von Fallbeispielen der mögliche therapeutische Umgang mit Schuld im Zusammenhang mit schwierigen Entscheidungssituationen thematisiert werden. Das lähmende, nicht im guten Sinne lösbare Dilemma, ist für die Therapeutin ebenfalls als Überforderung spürbar, umso mehr, wenn es sich so anfühlt, als sei die Therapeutin für die Lösung des Dilemmas zuständig oder könnte gar Schuldempfinden beseitigen. So z. B. das erlebte Schuldgefühl einer Patientin, die entschieden hatte, ein an einem Herzfehler erkranktes Ungeborenes nicht auszutragen (Fallbeispiel Frau Y.).

Fallbeispiel • Frau Y.: Medizinischer Schwangerschaftsabbruch

7

P: Ich habe es uns nicht zugetraut. Die Vorstellung, was auf uns zukommt, hat mich überfordert. Ich wollte, dass wir für Joni (6 Jahre) Zeit haben und das hätten wir nicht mehr gehabt. Wir haben uns gegen das Leben von Lea entschieden.

Frau Y. (39 Jahre alt) kommt allein zum Erstgespräch. Sie berichtet, dass sie sich gemeinsam mit ihrem Mann für einen medizinischen Schwangerschaftsabbruch entschieden hat, nachdem die Ärzte im 3. Trimenon in einer weiteren Untersuchung letztlich einen ausgeprägten Herzfehler des ungeborenen Kindes festgestellt hatten. Die Lebensfähigkeit des Kindes war deutlich in Frage gestellt, dennoch wäre eine Lebendgeburt denkbar gewesen. In diesem günstigen Fall hätten darauffolgende herzchirurgische Maßnahmen erfolgen müssen, die alle ein hohes Risiko für den Säugling dargestellt hätten. Eine vollständige Genesung wurde medizinisch ausgeschlossen. Je nach Verlauf und Lebensalter des Kindes und weiterer Beanspruchung des Herzens wären weitere Operationen nötig gewesen.

P: Ich konnte mir nicht vorstellen, die kommenden Jahre in der Kinderklinik zu verbringen. Auch hat es mich geschmerzt, wenn ich daran dachte, welche großen Strapazen und Schmerzen wir dem kleinen Mädchen zugemutet hätten. Wir waren zu schwach für diese große Herausforderung.

Frau Y. beschreibt, dass sie sich in der Situation massiv überfordert gefühlt habe. Sie habe den Eindruck gehabt, dass eine zügige Entscheidung gefällt werden sollte. Gemeinsam mit ihrem Mann, den Ärzten, der Seelsorgerin und der Sozialarbeiterin hätten sie lange Gespräche geführt. Nach der Entscheidung für den medizinischen Schwangerschaftsabbruch wäre sie erst einmal entlastet gewesen. Sie habe aufgeatmet, gehofft, dass ihr Leben wieder eine Zukunft hat, wofür sie sich heute schäme.

Dass sie das Kind gebären müsse, habe man ihr gesagt. Was es allerdings bedeutet, ein Kind zu gebären, für dessen Tod man sich entschieden habe, wäre für sie erst in der Situation deutlich geworden. Danach hätten ihr Mann und sie sich lange mit dem toten Kind beschäftigt.

P: Es war alles sehr anstrengend und der Verlust des Kindes drang erst allmählich zu mir durch. Mit der zunehmenden Trauer kamen zeitgleich immer mehr Schuldgefühle. Wir haben unser Kind getötet, wir waren zu schwach, hätten um sein Überleben kämpfen müssen. Wir sind schlechte Eltern.

Anhand dieses Fallbeispiels von Frau Y. sollen verschiedene mögliche therapeutische Herangehensweisen aufgezeigt werden.

7.1 Therapeutische Herangehensweise – Stärkung eines vergebenden Prozesses

7.1.1 Betrachten der Primär- versus Sekundäremotion

Frau Y. formulierte als wesentliches Leiden die Schuld, die sie ihrer Ansicht nach auf sich geladen hatte. Sie fühlte sich nicht in der Lage, diese Gefühle zu regulieren. Das Schulderleben war eng mit der Überzeugung verknüpft: »Wir haben uns für den medizinischen Schwangerschaftsabbruch entschieden, wir haben zu wenig um das Überleben unseres Kindes gekämpft.« Die getroffene Entscheidung und erfolgte Handlung führte zu einer Konsequenz, in dem Fall dem Verlust des Kindes, der nachträglich nicht rückgängig und auch in dem Sinne nicht wieder gut gemacht werden konnte. Es war jedoch auch offensichtlich, dass die vordergründige Schuld als sekundäre Emotion begleitende und dahinterliegende primäre Emotionen verdeckte, wie z. B. Gefühle der Trauer, Scham und Ärger auf das Schicksal und dessen Zumutung. Es stand weniger der Wunsch im Vordergrund, die vorhandenen Schuldgefühle zu entkräften, denn ihr Vorhandensein war für die Patientin selbstverständlich. Es bestand vor allem der Wunsch, mit diesen Gefühlen umgehen zu können, ihnen einen angemessenen Platz in der Verarbeitung des Ereignisses zuzuweisen. Somit wurde angestrebt, das sekundäre Gefühl der Schuld in die primär vorhandenen weiteren Gefühle einzubetten.

Das Erarbeiten der primären Emotionen und dafür unterstützende emotionsfokussierte Verfahren beinhalten folgende Kriterien, die auch so von Greenberg (2006) benannt werden.

Schuldgefühle herauszuarbeiten bedeutet demzufolge:

- sich des Gefühls bewusst werden,
- es zu akzeptieren,
- es zu benennen,
- die zugrunde liegenden primären oder begleitenden Emotionen erfahrbar machen

Beispiel • Die Vielfalt der Gefühle: Frau Y.

Frau Y. ist in dem folgendem Dialog im Gespräch mit der Therapeutin und versucht, die Vielfalt der möglichen Gefühle zu erarbeiten:

T: Für was könnte eine psychotherapeutische Begleitung für Sie hilfreich sein?

P: Ich fühle mich so schuldig, ich weiß im Moment nicht, ob ich je wieder fröhlich sein kann, ob man mit so einer Schuld je gut leben kann.

T: Was würden Sie sich bezüglich der erlebten Schuld in der Therapie erhoffen?

P: Ich möchte damit umgehen können, ganz ehrlich, am liebsten wäre es mir, wenn die Gefühle nicht mehr da wären, aber das ist sicherlich unmöglich.

T: Wenn es möglich wäre, dass ein Wunder geschehen würde und das Erleben von Schuld zur Ruhe gekommen wäre, welche anderen Gefühle würden Sie weiterhin wahrnehmen?

P: Ich wäre so traurig. Ich hatte mich so sehr auf das Kind gefreut und dann auch noch ein Mädchen, es ist unfassbar. Manchmal taste ich meinen Bauch jetzt noch ab und bemerke dann, dass das Kind nicht mehr da ist, ich nicht mehr schwanger bin. Ja, ich bin unfassbar traurig. 7

T: *(wartet, gibt der Patientin für ihre Trauer Zeit und fragt dann)* Ihre Trauer ist sehr groß und dennoch möchte ich es wagen, Sie weiter mitzunehmen und zu fragen, wenn wir die Trauer für kurze Momente zur Seite nehmen könnten, welches andere Gefühl wäre noch da?

P: Ich fühle so einen Ärger und eine Wut in mir, auf das Schicksal und auf die Ärzte. Manchmal bin ich wütend, wenn eine Mutter mit dem Kinderwagen vorbeifährt, weil sie das hat, was ich nicht haben durfte, es ist so ungerecht.

T: Die Wut und der Ärger sind im Raum, ich nehme sie weiter mit und frage, wenn diese Gefühle den Raum verlassen würden, was bliebe dann übrig?

P: Es bleibt die Scham, dass wir es nicht konnten. Das kann man auch niemandem erzählen. Ich bin überzeugt, dass andere uns verachten und nicht mehr mit uns befreundet sein möchten.

Bereits in der kurzen Interaktionssequenz zeigen sich Hinweise möglicher primärer und begleitender Emotionen (z. B. Trauer, Wut, Scham), die durch die Sekundäremotion Schuldgefühl teilweise überlagert werden. Die erlebte Wut und die erlebte Scham stehen hierbei im Abgleich und der Spiegelung mit einem Gegenüber. So ist die Klientin wütend auf die Ärzte, die das Schicksal schließlich nicht abwenden konnten und wütend auf die jungen Mütter, die vom Schicksal verschont wurden. Die Scham implementiert bereits ein wertendes Gegenüber, dass das Verhalten verurteilt und mit einer strafenden Konsequenz (z. B. Beziehungsabbruch) belegt.

7.1.2 Sinnhaftigkeit von Schuldgefühlen

Patientinnen, die vehement das Erleben von Schuld artikulieren, ordnen dies erst einmal als adaptive Reaktion ein. Gerade in dem genannten Beispiel von Frau Y. wird deutlich, dass sie überzeugt ist, dass ihr Schuldempfinden adaptiv ist. Die Entscheidung darüber, ob ein Gefühl als adaptiv oder maladaptiv angesehen wird, sollte bei der Patientin liegen.

Dass Gefühle eine wichtige Ressource darstellen, einen Sinn haben oder Signale nach innen und außen beinhalten, darf nicht eine Relativierung des dadurch erlebten Leidens darstellen, sondern soll ermöglichen, eine akzeptierende und verstehende Haltung zu finden (Glasenapp, 2021). Zu diesem Zeitpunkt einer Therapie ist daher eine Regulierung der Emotion nicht angedacht. Mögliche sinnhafte Ebenen von Schuld können sein:

Schulderleben bietet die Illusion von Kontrolle. Das Erleben von Schuld kann bezogen auf die eigene Person bedeuten, Kontrolle über das eigene Verhalten zu finden. Auf gedanklicher Ebene spielt sich die Wahrnehmung von Schuld auf verschiedenen Zeitdimensionen ab und spiegelt deutliche Versuche der Kontrolle wider:

Tabelle 7.1 Die Wahrnehmung von Schuld in verschiedenen Zeitdimensionen

Vergangenheit	»Ich hätte es nicht tun dürfen oder zulassen sollen.«
Gegenwart	»Ich darf es nicht tun oder zulassen.«
Zukunft	»Es darf nie wieder passieren, ich darf es nie wieder zulassen.«

Bezogen auf das Beispiel von Frau Y. war das Erleben von Schuld auf die Vergangenheit gerichtet: »Ich hätte dem medizinischen Abbruch nicht zustimmen dürfen. Ich hätte mein Kind schützen müssen. Es wäre in meiner Macht gewesen.«

Schulderleben bietet die Illusion von Machbarkeit. »Eigentlich wäre es möglich gewesen, dass wir das Kind hätten aufziehen können« - so oder so ähnlich könnte die Überzeugung hinter dem Schuldgefühl von Frau Y. sein. Dabei wird die Tatsache der schweren Erkrankung des Kindes, mit geringer Überlebensfähigkeit, die Sorge, um den bereits vorhandenen Sohn, der die Aufmerksamkeit der Eltern braucht, die Sorge, um die eigene Überlastung vollkommen ausgeblendet. Das Schuldgefühl beinhaltet die Annahme, es wäre möglich gewesen und suggeriert, dass es nur eine Frage des Wollens war. Durch eine geleitete Interaktion kann die zum Zeitpunkt der Entscheidung erlebte Gewissheit möglicherweise wieder erfahrbarer werden.

Beispiel • Therapeutische Interaktion zum Thema Schuld und der Illusion der Machbarkeit

Der folgende Dialog steht beispielhaft für eine therapeutische Interaktion zum Thema Schuld und der Illusion der Machbarkeit.

T: Würden Sie sagen, die erlebte Schuld ist Ausdruck dafür, dass Sie es sich leichtgemacht haben, Sie einfach nicht wollten und die Anstrengungsbereitschaft nicht vorhanden war? Umgekehrt ausgedrückt, wenn Sie sich richtig angestrengt und gewollt hätten, dann würde Ihr Kind jetzt und in Zukunft noch leben?

P; Es war klar, dass sie kaum eine Chance hatte zu überleben und wenn, hätten zahlreiche Operationen auf sie gewartet.

T: Aber mit der richtigen Anstrengung wäre es vielleicht doch gegangen?

P: Nein, wenn sie das so sagen, dann wollte ich dies alles auch nicht, da wir sie und uns gequält hätten. Die Vorstellung, wie sehr unser Kind leiden würde, habe ich nicht ertragen.

T: Sie haben nicht die Anstrengung gescheut, sondern wollten dem Kind und Ihrer Familie viel Leid ersparen.

P: Ja, aber vielleicht habe ich auch die Anstrengung gescheut.

T: Sie haben so viel Leid auf sich zukommen sehen, dass die damit verbundene Anstrengung sehr überfordernd erschien.

P: Ja, ich habe es mir nicht vorstellen können.

T: Es war zum Zeitpunkt der Entscheidung für Sie nicht machbar.

P: Nein, es erschien mir und auch meinem Mann und der gesamten Familie nicht machbar.

Schulderleben bietet die Illusion der Beziehung. Bei Verlust eines nahen geliebten Angehörigen berichten die Hinterbliebenen immer wieder über das Erleben von Schuld. Dabei scheint noch so etwas wie Beziehung, Fürsorge und Verantwortung gegeben, als könnte das erlebte Schuldgefühl den Verlust überdauern. Als wäre das Erleben von Schuld eine weiter bestehende liebevolle Verbindung, ein »in die Pflicht genommen sein«. Die Reduktion von Schulderleben wäre dann ein vollständiges Loslassen, als wäre dann die Verbindung zu dem geliebten Angehörigen immer weiter im Entschwinden.

Beispiel • Schulderleben als Ausdruck von Bindung: Frau Y.

So konnte Frau Y. äußern, dass das Erleben von Schuld auch Ausdruck ihrer großen Liebe zu dem verstorbenen Kind war:

T: Ihr Erleben von Schuld zeigt mir, dass Sie Ihr ungeborenes Kind bereits sehr liebten und bis heute eine Verbindung spüren und eine Verantwortung wahrnehmen. Als könnten Sie es noch in den Arm nehmen, für es da sein, es schützen.

P: Ja, das wünsche ich mir so sehr.

7

Die Umformulierung des artikulierten Schuldgefühls als Zeichen großer Liebe und Verbundenheit, öffnet den eingeengten Blick und fördert einen akzeptierenden Umgang mit der Emotion der Schuld.

Schulderleben bietet die Illusion der Wiedergutmachung. Die Haltung der Verantwortungsübernahme bei erlebter Schuld beinhaltet den Wunsch, Wiedergutmachung zu erzielen und sich dadurch von dem Gefühl der Schuld zu befreien. Schuld im Rahmen eines moralischen Dilemmas trägt gleichfalls den Wunsch nach vollständiger Wiedergutmachung in sich und scheitert daran, dass dies nicht möglich ist oder nicht möglich erscheint. In diesem Fall kann das Festhalten und gedankliche Ruminieren um das Thema Schuld eine Stellvertreterfunktion für Wiedergutmachung beinhalten.

7.1.3 Selbst-Vergebung bei maladaptivem Schulderleben

Ist eine Wiedergutmachung nicht möglich, so ist die Suche nach dem Vergeben und Verzeihen eine entlastende Bewältigungsstrategie. Da das Konzept der Vergebung gerade bei Dilemmata und möglicher maladaptiver Schuld eine Rolle spielt, soll es in diesem Zusammenhang etwas ausführlicher dargestellt werden. Neben der Fähigkeit, dass wir anderen, die uns Schaden zugefügt haben, vergeben können, ist es auch bedeutsam für das eigene Verhalten, welches in erlebter Diskrepanz zur idealen Vorstellung von sich selbst steht, so etwas wie Vergebung zu erzielen. Vergebung kann eine Bewältigungsstrategie im Rahmen erlebter Kränkungen und Verletzungen bedeuten. Sie findet nicht nur in religiös-spiritueller Denkweise ihren Platz, sondern wird auch als psychotherapeutische Intervention angesehen, deren Anwendung eine mögliche erlebte innere Inkonsistenz und Ambivalenz hin zu mehr Wohlbefinden beeinflussen kann (Mavrogiorgou & Juckel, 2022).

Varianten der Vergebung. Vergeben bedeutet im weitesten Sinne, den Groll und Ärger auf sich oder jemand anderen loszulassen. Man kann zwischen Selbst-Vergebung, interpersoneller Vergebung und spiritueller Vergebung differenzieren. Im Falle von Frau Y. geht es um eine Selbst-Vergebung. Dabei gibt es Formen der willentlichen und der emotionalen Vergebung. Die willentliche Vergebung ist ein rein kognitiver Akt und beinhaltet eine Entscheidung, die sich mit kognitiven Argumenten beschäftigt. Die emotionale Vergebung ist dagegen weit umfassender, bezieht sich auf Gedanken, Motive und Gefühle und hat zum Ziel, die negativen Gefühle der Beschuldigung in positive Gefühle umzuwandeln (Mavrogiorgou et al., 2018).

Vier Phasen der Vergebung. Der Prozess der Vergebung lässt sich ähnlich wie der Prozess der Trauer in Phasen unterteilen. Es werden grundsätzlich die folgenden 4 Phasen unterschieden, welche als Wegweiser im Prozess der Vergebung angesehen werden können (Enright, 2006):

(1) Bewusstes Durchleben / Auseinandersetzung mit der eigenen Verletzung, dem eigenen Selbsthass
(2) Entschluss, zu vergeben
(3) Verständnis / Loslassen negativer Gefühle
(4) Akzeptanz / Neues beginnen / Groll verabschieden

Phase 1: Bewusstes Durchleben / Auseinandersetzung mit der eigenen Verletzung, dem eigenen Selbsthass

Das bewusste Durchleben versucht die Auseinandersetzung mit den Emotionen zu fördern, auch den möglichen primären Emotionen oder Begleitemotionen. Dabei ist die Vorgehensweise angelehnt an eine Imagination in sensu, wobei der Fokus auf der Wahrnehmung und der Verortung der Emotionen liegt.

Beispiel • Bewusste Auseinandersetzung mit dem eigenen Schmerz

T: Es tut mir sehr leid, dass Sie vor so eine große überfordernde Entscheidung gestellt wurden. Sie haben Ihr Kind verloren, eine schmerzhafte Geburt erlebt. Auch Sie haben eine große Verletzung erfahren.

P: *(weint)* Aber warum nur, ich weiß nicht, wie ich mir verzeihen soll.

Die Therapeutin exploriert das schmerzhafte Gefühl auf den Ebenen der Gedanken, des Gefühls und des Körpers.

P: Manchmal bekomme ich kaum Luft, so sehr engt mich der Schmerz ein, ich verachte mich und hasse mich für das, was wir getan haben.

T: Wo in Ihrem Körper empfinden Sie die Wut und den Selbsthass?

P: Im Brustbereich, aber auch in den Extremitäten.

T: Ich möchte, dass Sie verweilen und spüren, einfach nachspüren, wir haben Zeit.

Die Patientin sitzt konzentriert und mit geschlossenen Augen, manchmal schluchzt sie auf, allmählich wird es ruhiger. Die Therapeutin bittet die Patientin, ob sie das, was sie in der Übung wahrnehmen konnte, zuhause nochmals aufschreiben möchte. In der nächsten Stunde liest die Patientin die Gefühle nochmals vor, spürt nach und ergänzt die eine oder andere Wahrnehmung. Es kann bei ausreichender Stabilität der Patientin auch angeregt werden, selbst die Konfrontation in sensu mit den Gefühlen mehrmals zu wiederholen.

Phase 2: Entschluss zur Selbst-Vergebung

Diese Phase beinhaltet so etwas wie die Entscheidung, den Schmerz anzunehmen und ihn zu tragen. Es ist dabei wichtig, darauf hinzuarbeiten, dass Vergebung einen inneren Entscheidungsprozess darstellt. Die Auseinandersetzung mit dem Ereignis, den unterschiedlichen Emotionen und der eigenen Verletzung in der Situation erhöht das Selbstmitgefühl und damit die Bereitschaft, sich selbst als Teil zu sehen, der ebenfalls verletzt wurde. Es kann sinnvoll sein, einen Brief an sich selbst zu schreiben, in dem die Entscheidung für die Selbst-Vergebung nochmals betont wird.

Dabei kann die Therapeutin hilfreich unterstützen, indem sie anleitet, mögliche Sätze der Schuldvorwürfe in Sätze des Bedauerns umzuformulieren.

Tabelle 7.2 Sätze des Schuldvorwurfs in Sätze des Bedauerns umformulieren

Schuldvorwürfe	Sätze des Bedauerns
»Ich fühle mich schuldig, weil wir es uns nicht zugetraut haben.«	»*Ich bedauere sehr*, dass wir es uns nicht zugetraut haben.«
»Ich fühle mich schuldig, weil ich erst einmal erleichtert war, als der medizinische Schwangerschaftsabbruch vollzogen war.«	»*Ich bedauere sehr*, dass ich erst einmal nur erleichtert war, als alles vorbei war und ich *scheinbar in dem Moment* nicht an den Verlust unseres Kindes dachte.«
»Ich fühle mich schuldig, weil ich anderen jungen Müttern das Glück der Mutterschaft nicht neidlos gönnen kann.«	»*Ich bedauere sehr*, dass ich anderen jungen Müttern *im Moment* das Glück der Mutterschaft nicht neidlos gönnen kann.«

Das Umformulieren in das erlebte tiefe Bedauern erlaubt ein Erhalt der Selbstachtung und kann unter Umständen die erlebte Lähmung reduzieren und die Übernahme einer aktiven Rolle im Jetzt und in der Zukunft begünstigen.

Phase 3: Verständnis / Loslassen negativer Gefühle

In den folgenden Phasen soll die Akzeptanz und Annahme des eigenen Schmerzes vertieft werden. Es kann hilfreich sein, sich in einem größeren Zusammenhang zu sehen, sich z. B. als Teil einer größeren Gruppe von Menschen wahrzunehmen, die eine ähnliche Entscheidung getroffen haben und damit die Akzeptanz der eigenen begrenzten menschlichen Möglichkeiten stärken. In einer Gemeinschaft kann erlebt werden, dass andere Menschen ebenfalls in Schuldthemen verstrickt sind und dies eine Herausforderung auch für deren Emotionsregulation darstellt. Für das Loslassen der Emotion können auch symbolische Gegenstände oder Handlungen gefunden werden. So kann ein Symbol des Schmerzes gefunden werden. Frau Y. hatte aus ihrer Kindheit einen Feuerstein, den sie als Symbol ihres Schmerzes mitbrachte. Zuerst trug sie ihn täglich bei sich, dann versuchte sie einen Ort im Haus zu finden, wo der Stein einen guten Platz haben könnte. Schließlich entschied sie sich, ihm draußen im Garten einen schönen Platz zu geben. Da sie sehr kreativ war, fertigte sie zuvor eine Zeichnung des Steines an und es gelang ihr, den Stein immer abstrakter werden zu lassen.

Phase 4: Akzeptanz / Neues beginnen / Groll verabschieden

Akzeptanz bedeutet nicht, dass etwas erst perfekt sein muss, damit wir es akzeptieren können, sondern dass wir etwas, was wir an uns selbst oder unserem Verhalten nicht gut finden, integrieren lernen. Wichtig ist, die eigene Fehlbarkeit zu akzeptieren, die aus vielen, nicht nur selbst zu verantwortenden Umständen resultierte. Reue oder Bedauern als Zeichen der Verantwortungsübernahme und dem Versuch, den Blick ins Jetzt zu richten, kann allmählich die lähmende Verstrickung mit der Schuld auflösen (Wolf, 2020).

Ziel ist es, den Schmerz zu akzeptieren und allmählich loszulassen. Dies ermöglicht, etwas freier zu werden und sich mehr Lebensqualität zu erlauben. Der Blick darf auf das zukünftige Leben gerichtet werden. Eigene Wünsche und Bedürfnisse, die zuvor durch das Schulderleben im Sinne einer indirekten Bestrafungsreaktion möglicherweise unterdrückt wurden, sollen wieder gelebt werden dürfen. Die Wahrnehmung der Umgebung und der involvierten Familienangehörigen kann wieder in den Fokus rücken.

Die Phasen der Vergebung laufen nicht linear ab, sondern sind prozesshaft dynamisch, so kann jemand zum Beispiel in Phase 4 nochmals in Phase 2 zurückspringen und wieder zurückkehren. Wichtig ist, zu akzeptieren, dass diese Prozesse Zeit benötigen. Auch der Prozess der Selbst-Vergebung benötigt seine angemessene Zeit. Die Therapeutin muss daher das Vertrauen vermitteln, dass dieser Prozess möglich ist und dass die menschliche Psyche schwere Trauer und Verluste bewältigen kann.

7.1.4 Stärken des kollektiven Bewusstseins

Frau Y. neigt dazu, sich im Sinne eines eher individualistischen Fokus selbst am meisten Schuld zuzuschreiben. Auf Nachfragen wurde deutlich, dass sie die Entscheidung für den medizinischen Abbruch nicht allein getroffen hatte, sondern eingebettet war in ein soziales System. So waren ihr Mann und ihre Eltern als direkt betroffene Angehörige involviert und Ärztinnen, Seelsorgerinnen und Sozialarbeiterinnen als wesentliche Begleiterinnen in den Prozess der Entscheidung integriert.

Aufstellung der beteiligten Personen. Es war wichtig, Frau Y. zu ermöglichen, sich als Teil einer entscheidenden Gemeinschaft wahrzunehmen. So wurde Frau Y. gebeten, die von ihr in den Entscheidungsgesprächen anwesenden Personen im Therapieraum zu positionieren. Dadurch sollte eine Nachstellung der erlebten Situation ermöglicht werden. Frau Y. wurde gebeten, die wesentlichen Punkte, die die jeweilige mitentscheidende Person äußerte, auf Karteikarten zu notieren. Schließlich nahm sie die einzelnen Positionen ein und las laut vor, was sie auf der Karte notiert hatte. Das wurde mehrfach wiederholt. Danach sollte Frau Y. nachspüren. Sie betonte, dass es ihr noch einmal verdeutlicht habe, wie sehr ihr Mann auch mit der Situation überfordert war und welchen Anteil auch die Ärztinnen und andere Professionen an der Entscheidung hatten. Wichtig war für sie, dass niemand im Raum über die Entscheidung des medizinischen Abbruchs erstaunt war oder gar wertend oder urteilend reagierte. Sie erinnerte sich daran, dass auch ihr Mann in der Situation klar Stellung für den Abbruch bezog. Die Übung ermöglichte Frau Y. wahrzunehmen, dass ihre Verantwortung für die Entscheidung eine geteilte Verantwortung war und sie letztlich im Rahmen eines sozialen Miteinanders zu einer gemeinsamen Entscheidung kamen, die alle mitgetragen hatten. Schließlich formulierte sie, dass sie würdigen möchte, dass auch andere an der Entscheidung beteiligt waren und auch ein Recht auf Beteiligung hatten. Es führte bei Frau Y. zu einer Entlastung, sich im Rahmen einer kollektiven Verantwortungsübernahme für die Entscheidung als ein Teil einer Gemeinschaft wahrzunehmen und nicht nur eine individualistische Perspektive einzunehmen.

7.2 Herausarbeiten der Scham bei maladaptivem Schulderleben

Frau Y. konnte in der Erarbeitung der weiteren begleitenden Emotionen zusätzlich zur Schuld und den Emotionen von Trauer, Verzweiflung, Wut und Ärger vor allem auch das Gefühl der Scham benennen. Dahinter stand die Annahme, dass Menschen, die von ihrer Entscheidung erfahren, sie verachten werden und sie Freundschaften verlieren wird. Daher hatte sie sich vorgenommen, auch guten Freundinnen nicht von der Entscheidung zu erzählen. Meist ist die bei maladaptiver Schuld zusätzlich vorhandene Scham eine wesentliche aufrechterhaltende Bedingung und es ist besonders wichtig, sich in der therapeutischen Arbeit auch darauf zu fokussieren. Hierbei steht die gegenwärtige Wahrnehmung von sich selbst zur entsprechenden Ideal-Vorstellung im Widerspruch und entspricht auch nicht dem Eindruck, den man gerne bei anderen hinterlassen möchte. Es entsteht eine innere bewertende Instanz, die meist externalisiert die antizipierte Bewertung durch andere Personen darstellt. Dabei ist der Wunsch vorhanden, einen gewissen Eindruck beim Gegenüber erzeugen zu wollen und gleichzeitig besteht die Annahme, dass dies nicht gelingen kann. So wünscht sich Frau Y. zum Beispiel von anderen als gute Mutter wahrgenommen zu werden und gleichzeitig besteht die Überzeugung, dass dies von nun an nicht mehr möglich sein wird.

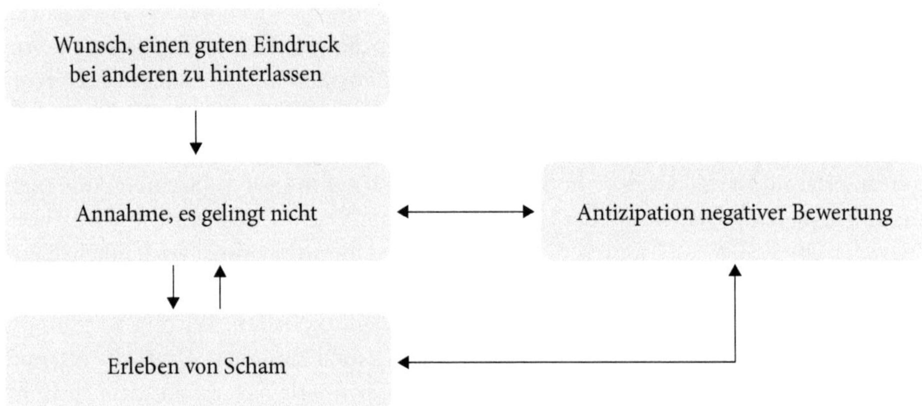

Abbildung 7.1 Erleben von Scham im Spiegel mit sich selbst und anderen

Hier gilt es, die Emotion der Scham als Begleiter von maladaptiver Schuld herauszuarbeiten, die Emotion zu benennen und zu akzeptieren. Dies erleichtert die Integration des Gefühls und die damit einhergehenden Annahmen in das eigene Selbstbild.

Stuhldialog. Die Arbeit mit Stuhldialogen kann hier sehr hilfreich sein. Es wird ein Stuhl zwischen Therapeutin und Patientin gestellt. Der Stuhl steht für die Instanz der antizipierten negativen Bewertung durch andere. Die Therapeutin fordert die Patientin auf, zuerst die Situationen oder die Handlungen zu schildern, die mit Scham verknüpft sind. Dann bittet sie die Patientin, sich auf den Stuhl der extern bewertenden Instanz zu setzen und nachzuspüren, was diese zu dem bisher Gesagten äußern könnte. Danach kehrt sie zu ihrem Stuhl zurück und versucht auf die Bemerkungen der antizipierten Bewerterin zu antworten. Diese Übung veranschaulicht, dass die externe Bewerterin eine eigene Instanz darstellt. Je bewusster ihr dies wird, desto eher ist eine Veränderung der Bewerterinstanz möglich und denkbar.

Beispiel • Therapeutische Interaktion zum Umgang mit der antizipierten externen Bewertung: Frau Y.

T: Ich möchte Sie bitten, die Sequenz, die Sie als schamhaft erlebt haben, nochmals zu wiederholen.

P: Es war vor allem die Tatsache, ohne ersichtliche Schwangerschaft vor meine Freunde zu treten, die noch nichts von dem Abbruch der Schwangerschaft wussten. Ich habe gemerkt, dass ich mich enorm beschämt gefühlt habe, was die anderen über mich denken könnten, wenn ich erzähle, dass wir einem medizinischen Abbruch zugestimmt haben. 7

T: Frau Y. dürfte ich Sie bitten, sich auf den Stuhl der externen negativen Bewertung zu setzen. Fühlen Sie einmal nach, welche negativen Sätze würden Sie erwarten?

P: *(aus Sicht der negativen Bewerterin)* Ihr habt abgetrieben? Könnt Ihr das mit eurem Gewissen vereinbaren? Das hätte ich nicht gekonnt. Meint ihr nicht, dass heutzutage so etwas nicht doch behandelbar ist? Jetzt bin ich aber wirklich erstaunt, so etwas habe ich euch gar nicht zugetraut.

T: Danke. Spüren Sie kurz nach und wechseln Sie dann wieder in Ihren Stuhl. Lassen Sie das Gesagte dort nochmals nachwirken, wenn die Beschämung durch die Bewertung spürbar ist, wo im Körper können Sie dies wahrnehmen?

P: Ich spüre eine unangenehme Wärme und ein Prickeln im ganzen Körper in mir aufsteigen. Ich habe den Impuls, mich wegzudrehen, den Blick abzuwenden, als könnte ich dadurch nicht mehr anwesend sein.

T: Nehmen Sie sich die Zeit, die Sie brauchen, diesen Körpergefühlen und Emotionen nachzuspüren. *(wartet ab und fragt dann)* Wenn Sie merken, dass Ihr Körper allmählich zur Ruhe kommt, was würden Sie der negativen Bewerterin gerne entgegnen?

P: *(richtet sich auf, wendet sich dem Stuhl der negativen Bewerterin zu)* Wir haben es uns nicht leicht gemacht. So eine Entscheidung trifft niemand leichtfertig. Tatsächlich ging es mir früher auch so. Ich hätte nie gedacht, dass ich je so eine Entscheidung treffen würde.

T: Bitte setzen Sie sich nochmals in den Stuhl, der die Bewerterin repräsentiert, spüren Sie nach und lassen das Gesagte wirken. Möchten Sie aus der Sicht der externen Bewerterin noch etwas entgegnen?

P: *(aus Sicht der externen Bewerterin)* Das kann ich mir vorstellen. So eine Entscheidung trifft man nicht leichtfertig. Es tut mir leid für euch *(beginnt, heftig zu weinen)*.

Der deutlich verkürzt dargestellte Stuhldialog soll verdeutlichen, dass die Emotion der Scham Zeit, Raum und Platz benötigt. In diesem Fall war es der Patientin möglich zu erkennen, dass die negative Bewerterin, hierbei handelte es sich in der realen Situation um gute Freundinnen, denen sie gegenübertreten wollte, zu Mitgefühl in der Lage ist. Tatsächlich konnte damit das Selbstmitgefühl der Patientin deutlich gestärkt werden. Zudem war es in der Nachbesprechung möglich, eine Motivation dafür aufzubauen, nahe Freundinnen in das Geschehene einzuweihen, um dadurch die reelle Chance zu erhalten, auch durch andere Mitgefühl, Trost und Stärkung zu erfahren.

Fazit

Entscheidungsdilemma (Fallbeispiel Frau Y.):
Die getroffene Entscheidung erzeugt Schulderleben. Es scheint keine gute Entscheidung zu geben.

Therapeutische Interventionen:

- Erarbeiten der primären Emotionen, die durch die Emotion der Schuld überlagert werden
- Erarbeiten der Sinnhaftigkeit des Schulderlebens
- Einführen der 4 Phasen der Vergebung
- Stärkung des kollektiven Bewusstseins der Entscheidung
- Fokussierung der Emotion der Scham

8 Dilemmata, die zu keiner Entscheidung führen

Im Gegenzug zu dem Fall von Frau Y., im Rahmen dessen eine Entscheidung gefällt wurde, die in ihrer Konsequenz als sehr schmerzhaft und schuldhaft empfunden wurde, gibt es in der psychotherapeutischen Arbeit häufig Dilemmata, die zu keiner Entscheidung führen. Die Überzeugung, es wäre notwendig sich zu entscheiden, bleibt hierbei meist in der Ambivalenz stecken. Die verschiedenen Entscheidungsoptionen und deren Konsequenzen werden immer wieder überdacht. Hier steht die Angst vor der Verantwortungsübernahme, dem Tragen der möglichen unangenehmen Konsequenzen deutlich im Vordergrund. Die Entscheidung wird vermieden, es entsteht ein deutliches Gefühl der Lähmung und Ausweglosigkeit. In therapeutischen Kontexten zeigt sich ein solches Entscheidungsdilemma in sogenannten verstrickten Beziehungen. Diese sind dadurch gekennzeichnet, dass die Beziehung als belastend erlebt wird, aber eine Loslösung kaum möglich erscheint. Dabei steht die Annahme im Raum, dass egal welche Entscheidung getroffen wird, diese dazu führt, schuldig zu werden. Dabei besteht eine hohe Motivation, dies zu vermeiden. Das Gefühl in eine Sackgasse geraten zu sein, breitet sich aus und die eigene Verzweiflung und teilweise auch depressive Empfindungen nehmen zu. Das Fallbeispiel von Frau U. soll eine solche Situation beispielhaft schildern. Sie beschreibt ein Dilemma, welches in ihrem Empfinden keinen Ausweg zulässt, ohne dass sie sich schuldig fühlen könnte.

Fallbeispiel • Frau U.: In einem Beziehungsdilemma

P: Mein Mann hält es kaum aus, wenn ich das Haus verlasse. Er selbst macht viele Unternehmungen allein. Aber mich und die Kinder versucht er immer unter Kontrolle zu halten. Man weiß nie, welche Stimmung er hat. Manchmal schäkert er mit den Kindern, dann schreit er sie aus dem Nichts an oder ist furchtbar gekränkt, wenn eines der Kinder etwas Kritisches äußert.

Frau U. kommt in die Therapie, da beide Kinder (2 Töchter, 14 J. und 10 J.) in der Schule auffälliges Verhalten zeigen und sie sich mit der gesamten Situation sehr überfordert und verzweifelt fühlt. Die jüngere Tochter tue kaum etwas für die Schule, teilweise habe sie die Schule auch schon geschwänzt. Die ältere Tochter sei viel unterwegs, trinke zu viel Alkohol und falle in der Schule durch störendes Verhalten auf. Beide Kinder hätten bereits eine therapeutische Begleitung, was sie als hilfreich erlebe. Man habe ihr jedoch geraten, zusätzlich für sich selbst Hilfe zu suchen. Frau U. berichtet, dass sie sich maßlos überfordert fühle. Ihr Mann mache ihr andauernd Vorwürfe und wende sich zunehmend ab. Die Ehe sei schon lange nicht mehr gut. Der Ehemann sei sehr oft wütend und habe wenig Einsicht, wenn man mit ihm über etwas ins Gespräch kommen wolle. Frau U. mache sich Vorwürfe, warum sie sich nicht schon viel früher von ihm getrennt hat. Er äußere in Gesprächen, dass er sich ein Leben ohne sie und die Kinder nicht vorstellen könne. Sie selbst habe Angst, er könne sich etwas antun und mit dieser Schuld wolle sie nicht leben. Gleichzeitig befürchte sie, dass die schwierige Ehesituation die Kinder nachhaltig belaste und vielleicht sogar krankmache. Sie könne nur schuldig werden und wisse nicht mehr, wie sie sich aus dieser Situation befreien könne.

P: Ich kenne meinen Mann bereits sehr lange. Ich weiß nicht, ob ich es allein schaffe. Meine jüngere Tochter hat schon mehrfach geäußert, dass sie nicht mehr wolle, dass der Vater zuhause wohne. Meine ältere Tochter spricht immer davon, dass sie sobald wie möglich ausziehen möchte. Bis dahin ist allerdings noch Zeit und ich glaube, es müsste bald etwas geschehen, damit die Situation nicht weiter eskaliert. Ich fühle mich so schuldig und gleichzeitig so hilflos.

Frau U. schildert, dass sie aus einem sehr behüteten Elternhaus komme, Streit und Auseinandersetzungen habe es dort kaum gegeben. Sie fühle sich von der Wut des Ehemannes häufig überfordert und überfahren. Dabei sei er nicht gewalttätig, sondern eher vorwurfsvoll, kontrollierend und kritisierend. Er mache sie immer wieder für Dinge verantwortlich, die seiner Ansicht nach in der Familie nicht gut liefen.

Frau U. beschreibt, dass ihr selbst in der Kindheit und Jugend vieles sehr leichtgefallen sei. Als Einzelkind habe sie sehr exklusive Aufmerksamkeit von den Eltern erfahren, die sie ansonsten als eher zurückhaltend beschreibt. An Streitigkeiten in der Familie könne sie sich wenig erinnern. Schule und Studium habe sie leicht bewältigt, auch ihr jetziger Beruf als Assistenz eines großen Büros mache ihr keine Probleme. Sie habe die Überzeugung entwickelt, dass man mit dem richtigen Bemühen alles schaffen könne. So habe sie auch bezüglich ihrer ehelichen Probleme immer die Ansicht vertreten, dass alles möglich sei, dass sie es mit dem richtigen Verhalten und der richtigen Einstellung schaffen könne, die Ehe zu retten. Zeige sich ihr Mann zugänglicher im Gespräch, habe sie daher immer die Hoffnung, dass er sich ändern werde, dass alles gut werden könnte. Meist weise er jedoch alle Verantwortung von sich, schiebe ihr diese zu und zeige sich unzufrieden, wenn ihm etwas nicht gefalle. Sie neige dazu, die Verantwortung auf sich zu nehmen und fühle sich daher schnell schuldig, wenn er ihr Vorwürfe mache.

P: Letzte Woche ging es gut. Er hat mich in Ruhe arbeiten lassen und hat sich von mir beruhigen lassen, wenn ihn die Kinder ärgerten. Da hatte ich die Hoffnung, dass alles gut werden könnte. Wenn ich das Richtige mache, sage oder tue, dann könnte sich vielleicht alles zum Guten wenden. Dann wollte ich lediglich abends zum Yoga gehen. Das weiß er eigentlich, aber da war er vollkommen aufgebracht und meinte, ich würde ihn immer wieder im Stich lassen, er könnte gar nicht auf mich zählen. Ich hatte so Hoffnung als er eine eigene Therapie begann, aber es wird einfach nicht besser. Ich komme da nicht raus, aber wenn ich nichts tue, dann werde ich den Kindern damit Schaden zufügen.

Therapeutische Herangehensweise: Schrittweise Stärkung des gesunden inneren Erwachsenen

Das Dilemma, wie es von Frau U. geschildert und oftmals auch von anderen Patientinnen formuliert wird, ist dadurch gekennzeichnet, dass mit jeder Entscheidungsoption das Erleben von Schuld assoziiert wird. Die Erwartungsangst, schuldig zu werden, führt zu Vermeidung. Es kann hilfreich sein, von Verantwortungsübernahme statt von Schuld zu sprechen. So kann Frau U. die Verantwortung für eine Trennung übernehmen oder sie übernimmt die Verantwortung dafür, dass sie bei ihrem Mann bleibt und den Kindern damit eventuell schwierigere Bedingungen zumutet, als sie sich das für die Kinder wünschen würde. Gerade wenn das Wohl von Kindern involviert ist, gilt es als Therapeutin abzuwägen, ob eine eindeutige empathisch konfrontative Haltung erforderlich ist, was der Fall sein könnte, wenn das Kindeswohl maßgeblich durch das Verhalten von Mutter oder Vater gefährdet ist. Im Fall von Frau U. kann die Situation als sehr belastend beschrieben werden, aber eine Kindeswohlgefährdung durch Vernachlässigung, Missbrauch oder körperliche Gewalt liegt nicht vor. Wenn keine offensichtliche Gefährdung vorliegt, besteht die Gefahr, durch eine zu eindeutige Positionierung der Therapeutin (»Sie sollten sich von Ihrem Ehemann trennen«), Druck auf die Patientin auszuüben und die erlebte Schuld damit zu verstärken. Die dadurch ausgelösten Gefühle der Ohnmacht und Hilflosigkeit könnten dann die Entscheidungsunfähigkeit letztlich nur ungünstig beeinflussen. Um in dem therapeutischen Handeln nicht auch in das vorhandene Dilemma verstrickt zu werden, macht es daher Sinn, sich werteneutral zu verhalten, was die Entscheidung der Trennung des Ehepaares anbetrifft und die Stärkung der Patientin für sich und die Kinder als vordergründiges Ziel anzustreben. Dabei können Ansätze des Modusmodells aus der Schematherapie Anwendung finden. Hierbei kann es sinnvoll sein, in folgenden Schritten vorzugehen (Schuchardt & Roediger, 2016): 8

(1) Kontaktaufnahme zum Kindmodus (Achtsamkeitshaltung)
(2) Benennen des aktuellen Gefühls und Bezug zum dahinter liegenden Modusmodell aufbauen
(3) Versorgung des Grundbedürfnisses und Ableitung eines konkreten Handlungsauftrags.

In der Phase 1 geht die Therapeutin die drei Gesunden Erwachsenen (GE)-Positionen auf den drei Stühlen durch, während die Patientin auf dem Stuhl des Gefühls sitzen bleibt. In Phase 2 geht die Patientin die drei GE-Positionen selbst durch und wird von der Therapeutin hierbei unterstützend begleitet. Phase 2 kann mehrfach wiederholt werden.

Fällt es wie im Fall von Frau U. schwer, Verantwortung für eine Entscheidung zu übernehmen, so kann hierfür die Anwendung des Modusmodells hilfreich sein.

Erarbeiten einer persönlichen Modus-Skizze

Hierbei handelt es sich im Sinne der Arbeit mit innerer Multiplizität um ein Modell, abgeleitet dem schematherapeutischen Modell von Young et al. (2008). Dabei ist ein Modus folgendermaßen definiert (Brüderl et al., 2021):

»Ein Modus nach Young ist definiert als der in einer Person in einer Situation vorherrschende Gesamtzustand oder Selbstanteil, der in einem bestimmten Moment aktiv ist. Dieser steuert die Antizipation und Wahrnehmung der Welt sowie die jeweilige Reaktion (Rafaeli et al., 2013).«

Dabei werden folgende Modi differenziert:

Modus des gesunden Erwachsenen. Der Modus des gesunden Erwachsenen repräsentiert die innere Instanz, die es ermöglicht, im Sinne der Selbstfürsorge eigene Bedürfnisse zu verfolgen und eigene Motive und Ziele mit der Welt abzugleichen. Außerdem besitzt sie die Fähigkeit, Verantwortung für Entscheidungen zu tragen, die mit schlechtem Gewissen assoziiert sein können.

Maladaptive Elternmodi. Die maladaptiven Elternmodi repräsentieren internalisierte Botschaften und Bewertungen, die durch biografische Prägungen entstanden sind (z. B. strafender, leistungsorientierter und emotional fordernder Modus), und die im Jetzt durch ähnlich anmutende Beziehungsangebote erneut aktiviert werden können. Ein forderndes Eltern-Ich kann auch beinhalten, starke Verantwortung an das Kind abzutreten oder gar mit direkten Schuldzuweisungen zu arbeiten.

Kindmodi. Die Kindmodi sind die Repräsentationen von Basisemotionen, die in ihrem Ausmaß und in ihrer erlebten Nachhaltigkeit dem Auslöser im Jetzt gegenüber nicht angemessen und überflutend anmuten. Dabei werden maladaptive Kindmodi wie z. B. das verletzte oder ängstliche Kind aber auch adaptive Kindmodi wie das glückliche Kind unterschieden. Dem adaptiven Kindmodus werden stärkende und die Grundbedürfnisse des Kindes erfüllende Gefühle zugeordnet, wie z. B. Freude, Geborgenheit, Optimismus oder die Erlaubnis der Abtretung von Verantwortung etc.

Bewältigungsmodi. Hierbei werden drei Bewältigungsmodi unterschieden:

- Der Unterwerfungsmodus (schema-konform) beinhaltet, dass gemäß »alter« maladaptiver Schemata gehandelt wird.
- Der Vermeidungsmodus beinhaltet den Versuch, die Schemaaktivierung zu verhindern, entweder durch aktives oder passives Vermeiden der damit einhergehenden Gedanken und Gefühle oder dem Zeigen von Verhaltensweisen, die diese Vermeidung begünstigen.
- Der Überkompensationsmodus (kontra-schematisch) beinhaltet, dass das aktivierte maladaptive Schema negiert oder in den darin liegenden Überzeugungen umgekehrt wird und dadurch gegensätzliche Verhaltensweisen zur aktuellen Schemaaktivierung erfolgen (Arntz et al., 2021).

Aktivierung »alter« Schemata. Die Aktivierung »alter« Schema beschreibt emotionale Wahrnehmungsmuster sowie Erwartungen und Grundüberzeugungen, die Folgen unserer zurückliegenden Lebenserfahrung darstellen (in dem ursprünglichen SORK-Modell der Verhaltensanalyse als O-Variable beschrieben). Die Schemaaktivierung erfolgt durch Trigger im Jetzt und beeinflusst alle weiteren Reaktionen sowohl auf emotionaler, kognitiver und physiologischer Ebene (Valente, 2021).

Modusmodell bezogen auf das Fallbeispiel Frau U.

Im Folgenden soll vereinfacht die Anwendung des Modusmodells auf das Fallbeispiel von Frau U. skizziert werden. Dabei beinhaltet die Modus-Skizze bereits Aspekte der 4. Welle der Verhaltenstherapie, d. h. auch den Einfluss körperlicher Erfahrungen (Brüderl, 2020).

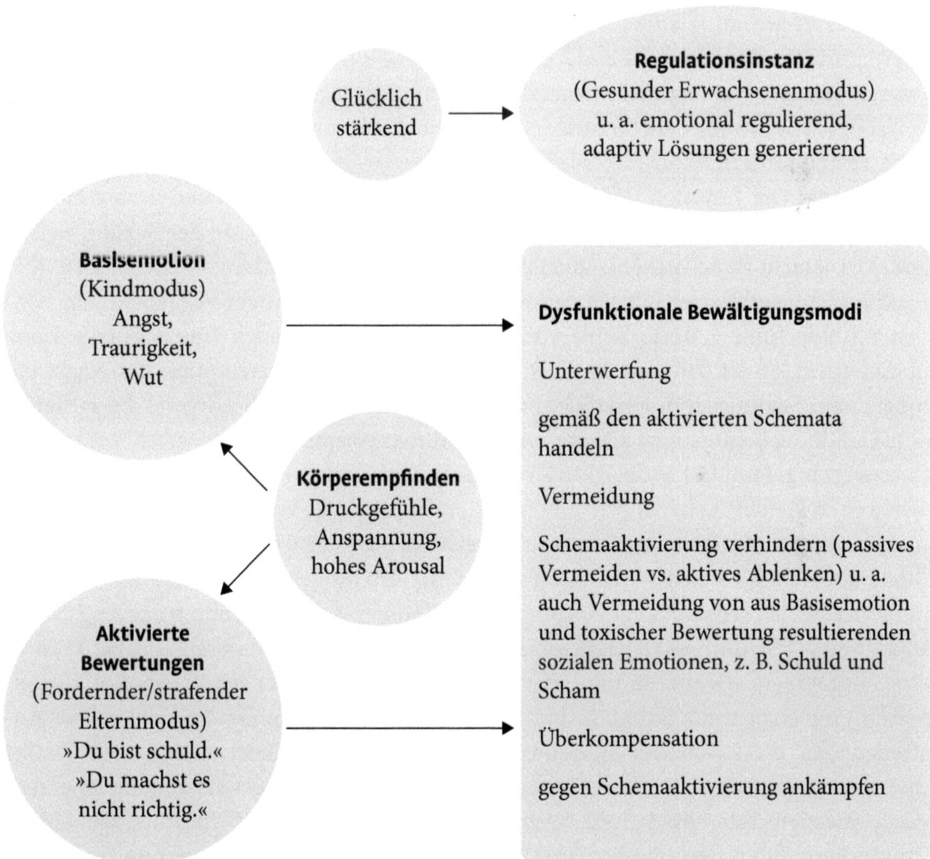

Abbildung. 8.1 Verortung von Schuldgefühlen im Modusmodell (Frau U.)

Bewertung. Das Erzeugen der Emotion der Schuld wird im Modusmodell vorrangig im fordernden/strafenden Elternmodus verortet und verkörpert häufig Bewertungen, die mit dem Thema *Schuld haben* oder *schuldig werden können* verknüpft sind. Liegt eine Aktivierung eines strafenden Elternmodus vor, wie wir es im Fallbeispiel (Kap. 3 Herr T.) haben, so kommen Schuldgefühle durch eine entwertende, sehr kritische Haltung dem Kind gegenüber sowie durch Verantwortungszuschreibung für Verhaltensweisen zustande, die augenscheinlich außerhalb der Einflussmöglichkeiten des Kindes liegen. Hier kann lerngeschichtlich eine Überschneidung mit dem Gefühl der Scham bestehen. Zudem können schuldinduzierende innere Stimmen oder Glaubenssätze biografisch mit dem emotional fordernden Elternmodus verortet werden.

Im Beispiel von Frau U. wuchs sie als Einzelkind in einem sehr behüteten Elternhaus auf. Sie beschreibt, dass die Eltern sehr zurückhaltend waren, auch eher zur Unterordnung neigten und dies auch als Haltung gegenüber der Welt dem Kind vermittelt haben. So sollte Frau U. vor allem angepasst und nett sein und ihr Augenmerk auf die Bedürfnisbefriedigung anderer richten und damit die Botschaft von Verantwortungsübernahme für das Wohl der anderen aufgreifen.

Basisemotionen. Die zugrunde liegende Basisemotion (Kindmodus) kann vorrangig als Angst beschrieben werden. So fürchtete sich Frau U. davor, etwas falsch zu machen oder verlassen zu werden.

Vermeidung. Die Emotion der Angst im Zusammenspiel mit den aktivierten entwertenden Botschaften erzeugt die sozialen Emotionen der Scham und der Schuld, welche Frau U. versucht zu vermeiden. Dies erfolgt einerseits durch aktives Beschwichtigen und Beschönigen, andererseits durch passives Abwarten und Ruminieren. Gleichzeitig können Schuldgefühle z. B. im Sinne von Konfliktvermeidung auch eine Schutzfunktion übernehmen. So ist dadurch die Konfrontation mit der Primäremotion der Angst vor möglichem Schlimmeren abwendbar und auch die Emotion des Ärgers, die vielleicht eine Handlung begünstigen könnte, wird hierdurch vermieden.

Unterwerfung. Frau U. hat die Aktivierung der »alten« Schemata der Anpassung/Unterwerfung sowie der Abhängigkeit internalisiert und verhält sich auch in der jetzigen Situation gemäß der internalisierten Schemata. Sie verfolgt die Strategie, dass sie ihren Mann nur richtig verstehen muss und richtig mit ihm umgehen muss, dann könnte alles gut werden. Sie vernachlässigt eigene gesunde Bedürfnisse und bleibt in der Angst, dass sonst weitaus Schlimmeres passieren könnte, verhaftet. Des Weiteren fällt bei Frau U. eine ausgeprägte Bereitschaft auf, darauf zu hoffen, dass alles besser werden könnte, sobald eine entspannte Situation mit dem Ehemann gegeben ist. Sie zeigt starke Anstrengungen, diese positiven Beziehungserlebnisse immer wieder zu erzeugen. Da ihr dies ab und zu gelingt, wird im Sinne der intermittierenden Verstärkung die Überzeugung gefestigt, dass das richtige Verhalten den gewünschten Effekt von angenehmer Zuwendung durch den Ehemann erzielt. Dadurch bleibt die Überzeugung trotz zahlreicher gegenteiliger Beispiele aufrechterhalten. Sie zeigt in Folge auch vermehrt kontrollierendes Verhalten und versucht, auch durch kleinere manipulative Verhaltensweisen das gewünschte Ziel zu erreichen.

Überkompensation. Frau U. zieht sich zeitweise von ihrem Mann zurück, es kommt kaum noch zu sexueller Annäherung. Immer wieder betont sie, dass sie auch ohne ihn klarkommen könnte, was jedoch schnell revidiert wird, sobald der Ehemann nur ansatzweise die Beziehung in Frage stellt. Hier verhält sich Frau U. kontraschematisch, versucht ihre Unabhängigkeit und Eigenständigkeit zu demonstrieren und scheint damit dem Schema Abhängigkeit und Verlustangst entgegenzuhandeln.

Stärkung adaptiver Modi und Schemata

In der therapeutischen Arbeit mit der Emotion Schuld kann es hilfreich sein, die adaptiven Modi zu stärken. Als erstes ist die Hinwendung zum Modus des glücklichen Kindes sinnvoll. Hierbei wird in Anlehnung an eine Übung von Brüderl et al. (2021) eine Imagination angeleitet, in der die Person sich selbst in der Kindheit in glücklichen Momenten imaginieren soll, die dann später gemeinsam zusammengetragen werden. In der angeleiteten Imagination geht es darum, sich in der Erinnerung die Begegnung mit Situationen zu erlauben, in denen ein Gefühl von Geborgenheit, Sicherheit, Spaß, Genuss etc. möglich waren.

Frau U. konnte sich im Rahmen der Imagination vor allem in ihrer Schule als akzeptierte und anerkannte Schülerin sehen sowie mit ihren Freundinnen in freundschaftlichen Unternehmungen. Auch berichtete sie von Momenten der Geborgenheit im Elternhaus. Sich selbst in ihrer funktionalen Welt als kompetent zu erleben, fiel ihr als Kind leicht. Auch hatte sie Zugang zu positiven Erinnerungen, wie Urlaube mit den Eltern oder Jugendfreizeiten. Es war ihr möglich, sich selbst in Situationen der Leichtigkeit zu imaginieren. Auch für ihr jetziges Leben konnte sie Wünsche und Bedürfnisse artikulieren, die sie als genussvoll erachten würde. Es war in diesem Schritt wichtig, die Patientin darin zu bestärken, dieses Wissen akzeptierend zu betrachten, damit vorhandene Bedürfnisse im folgenden Schritt der Stärkung des gesunden Erwachsenen ihren Platz finden können.

Stärkung der drei Elemente des gesunden Erwachsenen

Die drei Elemente des gesunden Erwachsenen können folgendermaßen beschrieben werden:

- **Achtsame Wahrnehmung**
  Hierbei kann die Übende sich in einer Form achtsam selbst zuwenden, indem sie versucht, die Verbalisierung dessen, was vorgefallen ist, mit Interesse zu erfragen und zu verfolgen.
- **Kontaktherstellung und Akzeptanz**
  Hier sollen schwierig erlebte Emotionen erkannt werden und möglicherweise dem Kindmodus oder maladaptiven Elternmodus zugeschrieben werden. Dabei sollte angestrebt werden, die erlebten Gefühle zu akzeptieren.
- **Fokussierung und Erfüllung eigener Bedürfnisse**
  Hier sollen eigene Bedürfnisse erkannt und im Sinne einer individuellen Lösungsfindung betrachtet werden. Im Fokus steht, was diejenige brauchen könnte und wie sie dieses Wissen für sich nutzen könnte, um ihre persönliche Situation zu verbessern. Hierbei empfiehlt sich eine Übung im Stuhldialog (Schuchardt & Roediger, 2016).

Für den gesunden Erwachsenen werden drei Stühle aufgestellt und jedem Stuhl wird einer der drei adaptiven Erwachsenenanteile zugeordnet. Im Falle von Frau U. hat sich der folgende Stuhldialog in etwa folgendermaßen entwickelt.

Übung • Übung zur Stärkung des gesunden Erwachsenen: Frau U.

T: Frau U., möchten Sie noch einmal schildern, wie Sie sich fühlen, wenn Ihnen Ihr Mann heftigste Vorwürfe macht?

P: Ich fühle mich dann vollkommen überfordert. Oft habe ich Angst und zeitweise heftigste Schuldgefühle, dass sich mein Mann nun durch mein falsches Verhalten so schlecht fühlt oder durch weiteres Verhalten von mir die Stimmung immer schlechter werden könnte.

T: Wir möchten, wie bereits vorbereitet, Ihren gesunden Erwachsenenmodus stärken und haben hierfür drei Stühle für die drei Elemente des adaptiven Erwachsenen aufgestellt. Darf ich Sie bitten, sich auf den Stuhl des achtsam wahrnehmenden Erwachsenen-Anteils zu setzen und nachzuspüren, wie das Gesagte bei Ihnen ankommt, was würden Sie entgegnen?

P: Ich möchte sagen: Ich finde es wichtig, dass ich die Situation nochmals detailliert betrachte, ohne mich selbst schon zu entwerten. Ich habe so viele Ängste und fühle mich schuldig, gleichzeitig überfordert es mich, denn scheinbar sind alle meine Bemühungen nicht zielführend.

T: Wenn Sie sich auf den Stuhl des akzeptierenden Erwachsenen-Anteils setzen. Was würden Sie hier gerne Stärkendes zu sich sagen?

P: Ich würde bestärken: Meine Wahrnehmung der Situation ist richtig, meine erlebte Irritation ist berechtigt. Es kann nicht sein, dass ich für alles verantwortlich bin und dadurch an allem schuld bin, was mein Mann mir vorwirft. Eigentlich weiß ich, dass dahinter eine große Angst steht. Angst davor, etwas falsch zu machen, verlassen zu werden und es nicht geschafft zu haben, alles zusammenzuhalten.

T: Wenn Sie sich nun auf den Stuhl des dritten adaptiven Erwachsenen-Anteils setzen, welche Bedürfnisse würden Sie gerne in Ihrer Erfüllung bestärken?

P: Ich möchte gehört werden und auch in der Wahrnehmung meiner Situation ernstgenommen werden. Gerne würde ich mich schützen und abgrenzen, zeitweise möchte ich einfach meine Ruhe haben und nicht von allen und jedem instrumentalisiert werden.

T: Wann, würden Sie sagen, gelingt Ihnen das am besten?

P: Häufig fühle ich mich in meiner beruflichen Situation in der Lage, meine Wahrnehmung und meine Bedürfnisse umzusetzen.

T: Was würde dieser im beruflichen Kontext vorhandene Erwachsenenteil Ihnen stärkend mitteilen wollen?

P: Du hast ein Recht darauf, für deine Gefühle und Bedürfnisse einzutreten. Selbst wenn der andere diese nicht erfüllen möchte, kannst du besser für sie kämpfen, wenn sie besprechbar werden. Auch weißt du, dass dein Mann dich nicht wirklich verlieren möchte, vielleicht kann man ihm mehr an konstruktivem Konflikt zumuten als befürchtet.

Die Stärkung des gesunden Erwachsenen kann in diesen drei Schritten wiederholt werden. Dadurch kann sich die Patientin in Schemaaktivierungssituationen daran erinnern, diese drei Schritte zu durchlaufen und daraus konkrete Handlungsschritte ableiten.

Es zeigt sich im Beispiel von Frau U. der Wunsch nach Abgrenzung und danach, vom Gegenüber gehört und respektiert zu werden. Die Annäherung an diese Bedürfnisse könnte in weiteren Rollenspielen durch konkrete Verhaltensübungen geübt werden. Dabei sollte die behandelnde Therapeutin die Autonomie der Patientin stärken (z. B. das Bedürfnis, Grenzen zu setzen, Entscheidungen zu treffen). Zudem sollte die Therapeutin Verhaltensweisen, die dem Modus des gesunden Erwachsenen zuzuordnen sind, validieren und loben (z. B. den Mut, die Grenze zu setzen, für sich einzustehen) (Behary et al., 2023).

Gerade in Situationen, die eine Entscheidung verlangen, scheint es häufig schwierig, sich in der wertefreien Abstinenz zu zeigen. Gleichzeitig ist jedoch kein Rat und keine empathische Konfrontation hilfreich, solange der gesunde Erwachsenenanteil der Patientin geschwächt ist. Gelingt eine adäquate Stärkung des gesunden Erwachsenenanteils, findet die Person häufig für sich die Entscheidung, die sie gemäß den vorhandenen Ressourcen tragen kann, was manchmal zu Wendungen führt, die auch die behandelnden Therapeutinnen überraschen. So begann die Patientin eine Paartherapie. Es gelang ihr zunehmend in klarer Weise, ihre Wünsche und Bedürfnisse zu vertreten und für sich und die Kinder Freiräume abzustecken. 8

Fazit

Entscheidungsdilemma (Fallbeispiel Frau U.)
Es wird keine Entscheidung gefällt, aus Angst, die falsche Entscheidung zu treffen und daraus resultierend schuldig zu werden. Gleichzeitig werden dadurch ungute Verstrickungen nicht gelöst und Leid wird aufrechterhalten.

Therapeutische Intervention:
Angelehnt an das Modusmodell wurde der Fokus auf die Stärkung adaptiver Modi und Schemata (z. B. glückliches Kind) und der Regulationsinstanz (gesunder Erwachsenenmodus) als mögliche Interventionsform aufgezeigt.

9 Unschuldig schuldig – wenn das Schicksal uns schuldig werden lässt

Vor allem die Verantwortungsübernahme für jemanden, der von unserer Fürsorge abhängig ist, selbst nicht ausreichend für sich sorgen kann oder uns sehr vertraut, kann bei Misslingen zu erhöhtem Schulderleben führen. Hierbei geht es oftmals um die Fürsorge für Kinder, alte Menschen oder auch Tiere.

Der Zusammenhang von dem Erleben von Schuld in der Fürsorge für ein Kleinkind soll beispielhaft im Rahmen von Brandverletzungen im Kindesalter aufgezeigt werden. Verbrennungen im Kindesalter sind die dritthäufigste Ursache schwerer Unfälle und ereignen sich meist zwischen dem 2. und 4. Lebensjahr (Küntscher & Hartmann, 2006). Es stellt ein sehr schmerzhaftes Ereignis für Kinder dar. Nicht selten ereignet sich das Unfallgeschehen in Anwesenheit der Eltern. Eine umfassende Literaturübersicht über das Thema Verbrennungen bei Kindern und mögliche psychische Folgen auch für die Eltern, zeigte bei einer Subgruppe der Eltern ein erhöhtes Ausmaß an posttraumatischem Stress, depressiven Symptomen und starken Schuldgefühlen (Bakker et al., 2013).

Da Schulderleben ein wesentliches Symptom depressiver Erkrankung ist, gilt es zu unterscheiden, ob sich das geäußerte Schuldgefühl lediglich auf das Ereignis der Verbrennung des Kindes bezieht oder Ausdruck einer vorhandenen depressiven Stimmung oder einer posttraumatischen Stressreaktion ist. Sveen et al. (2018) konnten zeigen, dass das Schuldgefühl, das mit dem Ereignis für Verbrennung einhergeht, häufig über die Zeit abklingt. Es ist in der Regel kein eindeutiger Indikator für das Vorliegen einer Depression. Das Ausdrücken von lang anhaltender Schuld bezogen auf das Ereignis der Verbrennung kann jedoch ein Hinweis für das Vorliegen einer posttraumatischen Stressreaktion sein (De Young et al., 2014). Besteht generell die Neigung zu Schuldempfinden, so kann dies am ehesten ein Hinweis für eine Depression sein (Sveen & Willebrand, 2018).

Fallbeispiel • Frau B.: Kind kommt aufgrund eines Missgeschicks zu Schaden

Das folgende Beispiel von Frau B. kann die Tragik einer Unachtsamkeit für diejenigen, die sich verantwortlich fühlen, gut widerspiegeln.

P: Ich hatte Kaffeegäste und mich sehr darauf gefreut. Der Tisch war gedeckt und seit langer Zeit hatte ich wieder einmal eine schöne Tischdecke aufgelegt, die so groß war, dass die jeweiligen Seiten des Tuches den Tisch überragten. Der heiße, dampfende Kaffee stand in der Mitte des Tisches. Wir drei Frauen saßen rund um den Tisch. Unsere Kinder spielten auf dem Teppich in unserer Sichtweite. Es war ein anregender Nachmittag, wir unterhielten uns und unsere dreijährigen Kinder spielten vollständig in sich versunken und fröhlich miteinander. Als es bereits dämmerte, schaute ich aus dem Fenster und bemerkte einen wunderschönen Sonnenuntergang. Ich machte meine Gäste darauf aufmerksam und wir standen alle vom Tisch auf und stellten uns vor das große Fenster, welches zum Balkon führt. Dabei waren wir von den Kindern abgewandt. Plötzlich machte es einen Höllenlärm, das Geschirr klirrte und mein kleiner Sohn schrie ohrenbetäubend. Es brauchte einen Moment, bis ich die Situation begriff. Der Kleine war wohl zum Tisch gelaufen und hatte sich an der Tischdecke festgehalten. Er musste an der Tischdecke gezogen haben und das gesamte Geschirr fiel zu Boden, aber auch die Kanne mit heißem Kaffee, die ich kurz zuvor erneut aufgebrüht hatte, ergoss sich über ihn. Er schrie auf vor Schmerzen. Mir zitterten die Knie, ich konnte nicht gleich handeln. Andere Mütter rannten zu meinem Jungen, packten ihn und versuchten zu kühlen, eine andere meldete sich beim Notdienst und veranlasste schließlich, dass der Kleine in die Klinik gebracht wurde. Dort musste er operiert werden, es wurde Haut transplantiert und danach wollte alles nicht so heilen, wie gedacht. Der Kleine hatte einige Zeit große Schmerzen. Inzwischen ist die Wunde gut verheilt und mein Sohn wieder im Kindergarten. Er ist fröhlich und scheint den Vorfall schon vergessen zu haben. Ich selbst bin jedoch weiterhin deprimiert, mache mir Vorwürfe und fühle mich immer noch schuldig. Warum habe ich nicht besser auf ihn aufgepasst und warum konnte ich nicht diejenige sein, die für ihn in dieser Situation da sein konnte? Sobald ich von dem Ereignis erzähle, muss ich heftig weinen. Ich hätte das alles verhindern können, es war meine Schuld.

Frau B. weint bitterlich als sie von dem Vorfall berichtet. Sie möchte sich ihrem Kind wieder unbefangen nähern können und wünscht sich Unterstützung im Umgang mit den unguten Gefühlen. Auch bemerke sie, dass sie sehr verunsichert sei, ständig ihren kleinen Sohn und auch die etwas ältere Tochter im Blick haben möchte, alles kontrollieren wolle. Sie befürchte, dass dieses übervorsichtige Verhalten den Kindern schaden könnte. Eine ich-dystone Haltung zu dem vorhandenen Schuldgefühl zu entwickeln, fällt Frau B. nicht schwer. Aus kognitiver Sicht sei sie ebenfalls der Ansicht, dass es sich um einen Unfall handelte, dass es zum Glück bei aller Tragweite für ihren kleinen Sohn noch einmal gut ausgegangen sei. Dennoch bemerke sie immer wieder, dass sie die erlebte Schuld quäle, auch fühle sie sich dann sehr unruhig und ihr ganzer Körper zeige für sie heftige Symptome. Aufgrund der starken körperlichen Reaktion der Patientin wurde u. a. in diesem Fall eine körperbezogene Imagination als Möglichkeit zur Veranschaulichung herangezogen.

Therapeutische Herangehensweise: Arbeit mit Schuld als körperliches Erleben

Imaginative Verknüpfung von Emotion und Körperwahrnehmung. Es soll bei diesem Fallbeispiel auf die Arbeit mit Imaginationen bezogen auf das körperliche Erleben während des Ereignisses eingegangen werden. Imagination als therapeutische Technik hat sich in der Verhaltenstherapie deutlich verankert (Kirn & Hautzinger, 2022). Es beschreibt die Fähigkeit von Menschen, sich Ereignisse, Gegenstände, aber auch Gefühle in allen Sinnesqualitäten vorzustellen. Wir nutzen Imagination, um Gefühlszustände positiv zu verändern, teilweise zu diagnostischen Zwecken und vor allem, um Veränderung in sensu erlebbar zu machen, d. h. auch wieder so etwas wie Kontrolle für eine Situation aufzubauen. Bezogen auf körperliches Erleben finden imaginative Verfahren häufig Verwendung in der Therapie von Schmerzerleben oder auch der Behandlung von Posttraumatischen Belastungen. Drängen sich Gedanken und Körpergefühle immer wieder auf, kann es hilfreich sein, anhand imaginativer Techniken, das Erleben besser zu verstehen, eine Veränderung zu initiieren und daraus Ableitungen für das alltägliche Leben zu finden.

Beispiel • Demonstration der imaginativen Technik

T: Ich möchte gerne mit Ihnen im Rahmen einer imaginativen Übung, die körperliche Verankerung der Schuldgefühle besser verstehen. Sie haben mir gerade nochmals die Episode des Unfalls Ihres kleinen Sohnes berichtet und dann damit geendet, dass Sie sich so schuldig fühlen. Ich möchte Sie gerne zu einer kurzen Imaginationsübung zu diesem Gefühl einladen. Bitte nehmen Sie in Ihrem Stuhl eine für Sie angenehme Körperhaltung ein; Füße stehen fest auf dem Boden: Nutzen Sie die Flächen des Stuhles als stabilisierende Unterlage. Wenn es Ihnen angenehm ist, dann schließen Sie die Augen. Nehmen Sie erst einmal mit allen Sinnen den Raum wahr und lenken Sie schließlich die Aufmerksamkeit auf Ihren Körper. Das können Sie tun, indem Sie Ihre Atmung beobachten, wie der Atem einströmt und Brust und Bauch sich hebt, und der Atem wieder ausströmt und Brust und Bauch sich senken. … Wandern Sie nun in Gedanken in die von Ihnen geschilderte Situation an jenem Mittag mit den Kaffeegästen und der plötzlichen Verbrühung. … Versuchen Sie mit allen Sinnen die Situation erneut wahrzunehmen. … Was können Sie innerlich sehen, … was hören, … was riechen, … welche Geräusche sind im Gedächtnis verankert. … Sie haben immer wieder von Ihrem Gefühl der Schuld gesprochen. Wo in Ihrem Körper können Sie das Gefühl der Schuld genau wahrnehmen? … Vielleicht breitet es sich über den Körper aus oder kann auch punktuell gespürt werden. … Versuchen Sie sich diesem Körpergefühl zu nähern und genau nachzuspüren. … Wenn Sie das Erleben von Schuld als Körpergefühl verankert haben, welches Bild oder welcher Gegenstand fällt Ihnen ein, was kann das Gefühl der Schuld in Ihrem Körper symbolisieren? … Sie dürfen sich dieses Bild immer mehr ausschmücken, nutzen Sie die Vorstellung von Formen und Farben oder definieren Sie die Beschaffenheit, wenn Sie dies hilfreich erleben. … Wenn Sie etwas an dem Bild oder dem Gegenstand verändern könnten, so dass es für Sie angenehmer ist, was würde Ihnen da einfallen? … Kann dies die Farbe, die Form, die Beschaffenheit sein? Versuchen Sie mit dem Bild oder Gegenstand Ihres Schulderlebens zu spielen. … Verändern Sie vielleicht auch den Ort in Ihrem Körper, wo Bild oder Gegenstand verankert sind. … Nehmen Sie sich dafür die Zeit, die Sie benötigen und kehren Sie dann in Ihrem Tempo, so wie es für Sie angenehm ist, wieder in den Raum zurück. … Atmen Sie tief ein und aus, strecken Sie sich und öffnen Sie allmählich wieder die Augen.

Frau B. konnte in der Nachbesprechung berichten, dass es ihr erst nicht ganz leichtgefallen sei, sich darauf einzulassen. Jedoch habe die Erinnerung an die Situation schnell wieder die Körpergefühle aktiviert. Sie habe einerseits oft Schwere und andererseits einen inneren Schmerz empfunden. Als es jedoch um die Vorstellung eines Bildes oder eines Gegenstandes ging, sei ihr erstaunlicherweise eine schwere Kugel eingefallen, die in ihrer Brust sitze und sie drücke. Es sei am ehesten eine Kugel aus Ton gewesen, die sich wie ein schwerer Stein eingenistet habe. Die Aufforderung, die Kugel zu verändern, habe dazu geführt, dass sie versucht habe, die Oberfläche der Kugel zu verzieren. Sie wurde dadurch filigraner und es fühlte sich für sie leichter und auch beweglicher an. Die Kugel habe sich leicht bewegt und tatsächlich habe sich dadurch das Druckgefühl verändert. Bezogen auf das Hier und Jetzt konnte Frau B. für sich festhalten, dass es ihr durch die Übung möglich war, die bisherige Überzeugung zu relativieren, dass sich das Gefühl niemals ändern werde. Frau B. hatte schon oft berichtet, dass sie sehr gerne Dinge gestalte, sodass es nahelag, sie aufzufordern, die Kugel ganz nach ihrem Empfinden zu gestalten. Tatsächlich formte sie eine Kugel aus Ton und verzierte diese kunstvoll und suchte für sich zuhause einen geeigneten Platz.

Da es sich zeigte, dass es durch rein kognitives Arbeiten der Patientin nicht möglich war, die erlebten Schuldgefühle zu verändern, wurde diese Imaginationsübung angewendet, um mit Hilfe der Vorstellungskraft einen ressourcenorientierten Umgang mit dem belastenden Ereignis zu ermöglichen. Es gelang dadurch, eine therapeutisch relevante Veränderung zu erzielen, die dann in der weiteren Arbeit hilfreich genutzt werden konnte.

Dabei war die Imaginationsübung in die folgenden Schritte unterteilt:

- Entdecken einer angenehmen Körperposition für die Übung
- Wiedererinnern des Ereignisses, welches Schulderleben erzeugt
- Verankern der Gefühle im Körper
- Das Körpergefühl zu verdinglichen und dadurch zu symbolisieren
- Das Symbol so formen, dass es zu den Körpergefühlen passt
- Eine Veränderung des Symbols erarbeiten, sodass sich auch das erlebte Körpergefühl in angenehmer Weise verändern durfte
- Spielerischer Umgang mit dem neuen Körpergefühl, Symbol eventuell auch im Körper wandern lassen
- Rückkehr der Aufmerksamkeit und Konzentration in den Raum und in das Hier und Jetzt
- Nachbesprechung der Imaginationsübung und Ableitung der gemachten Erfahrung für das Erleben im Hier und Jetzt

Fazit • Wenn das Schicksal uns schuldig werden lässt (Fallbeispiel Frau B.)

Häufig entsteht dies, wenn bedürftige Menschen, für die sich andere verantwortlich fühlen, etwas zustößt, z. B. Unfall eines Kindes in Anwesenheit der Mutter.

Mögliche therapeutische Intervention:

- Arbeit mit dem Körper: Imaginative Verknüpfung von Schulderleben und Körperwahrnehmung. Ziel der Übung ist, die Emotion der Schuld weniger ich-synton zu erfahren. Das Arbeiten mit Symbolen in der Imagination ermöglicht einen spielerischen Umgang. Das Gefühl der Schuld kann moduliert werden, was die Überzeugung stärken kann, dass sich auch ungut erlebte Emotionen verändern lassen.

IV Transdiagnostische Therapiemodule im Kontext von Schulderleben und Schuldabwehr

10 Therapeutische Herangehensweise bei Schuldabwehr und Schuldzuweisung

Zuweisung von Schuld. In therapeutischen Prozessen findet sich das Thema nicht nur im Sinne des Leidens an Schuld, sondern auch im Sinne der Zuweisung von Schuld. Dabei soll hier nicht Schuldzuweisung im strafrechtlichen Sinne betrachtet werden, sondern eher bezogen auf soziale Interaktionen, da diese in der therapeutischen Praxis am häufigsten als Ursache von Schuldzuweisungen genannt werden. Manchmal erscheint das Thema Schuld wie ein Ball, den sich die einzelnen Familienmitglieder zuschmeißen, indem sie sich gegenseitig für ein bestehendes Problem verantwortlich machen. Auch der Ehemann im Fallbeispiel von Frau U. (Kapitel 8 »Dilemmata, die zu keiner Entscheidung führen«) ist in die Zuweisung der Schuld an seine Ehefrau verstrickt.

Partner, die sich trennen, suchen die Schuld für das Scheitern der Partnerschaft beim anderen. Eltern, die mit problematischen Verhaltensweisen der Kinder konfrontiert werden, suchen die Schuld bei Lehrerinnen oder Therapeutinnen. Der Versuch, sich von Schulderleben zu entlasten, indem die Schuld anderen zugewiesen wird, ist meist die Vermeidung, sich mit unangenehmen Gefühlen zu konfrontieren. Im Vordergrund stehen hierbei Gefühle der Angst vor dem eigenen Versagen und der Scham, die damit einhergeht, sowie der eigenen Ohnmacht und Hilflosigkeit.

In therapeutischen Prozessen können im Rahmen der Entwicklung eines Störungsmodells bei Patientinnen fälschlicherweise schuldzuweisende Überzeugungen entstehen. Diese äußeren sich darin, dass vor allem die Eltern oder andere Bezugspersonen für das erlebte Leid verantwortlich gemacht werden, und dadurch die Verantwortungsübernahme für den eigenen Veränderungsprozess abgetreten wird.

Dabei handelt es sich um eine Abwehr von Verantwortung, wobei jede Abwehr oft für diejenige eine Schutzfunktion beinhaltet.

Die Abwehr von Schuld beinhaltet häufig mehrere Aspekte:

- Abwehr von Beschämung
- Schutz des Selbstwertgefühls
- Abtretung von Verantwortung
- Stärkung der Eigen- und Fremdwahrnehmung
- Entlastung hinsichtlich des Veränderungsdrucks
- Überzeugung eigener Unschuld bekräftigen
- Umgehung von Strafe oder weitreichenden negativen Konsequenzen
- Versuch, Zugehörigkeit nicht zu gefährden
- Eigener Ohnmacht und Hilflosigkeit ein Narrativ geben

Fallbeispiel • Frau A.: Schuldzuweisung an andere

Die folgende von Frau A. geschilderte Situation zeigt deutlich, welche Kraft die Schuldzuweisung an andere einerseits in sich birgt und andererseits, welche Lähmung hinsichtlich möglicher Veränderung dadurch offensichtlich wird.

P: Ich habe immer wieder Stimmungsschwankungen. Teilweise bricht die Stimmung plötzlich ein. Bald habe ich nun mein Studium abgeschlossen, was mich erleichtert, da es mich sehr anstrengt. Danach fehlt mir noch eine Perspektive. Ich grüble und kann mich nicht entscheiden. Ich weiß nicht, an welchem Ort ich leben möchte, welche berufliche Ausrichtung ich nach dem Studium präferieren soll und ob ich davor noch einige Praktika machen soll oder nicht. Die Entscheidungen sind so weitreichend und immer fällt mir etwas ein, was gegen die eine oder andere Alternative spricht. Hinzu kommt, dass ich mir so wenig zutraue. Ich werde mein Studium mit sehr guten Zensuren abschließen und dennoch habe ich das Gefühl, dass ich eigentlich eine Hochstaplerin bin, dass ich nicht wirklich etwas kann. Ich denke, das hat viel mit meiner Kindheit zu tun. Meine Eltern führen eine sehr schlechte Ehe. Alles dreht sich im Leben meiner Eltern um ihre Beziehung. Es fehlt ihnen jedoch der Mut, sich zu trennen. Es gab viel Streit in der Vergangenheit. Meine Schwester und ich wurden häufig als Ratgeber hinzugezogen und es mutete an, als müssten wir entscheiden, wie es für unsere Eltern weitergehen sollte. Gleichzeitig war klar, dass es auch gefährlich war, sich auf die Seite eines Elternteiles festzulegen. Am besten versuchte man sehr vage zu bleiben, um aus dem Fokus des Emotionssturmes taktisch gut herauszukommen. Ich habe das meinen Eltern nun schon oft gesagt, dass sie daran Schuld haben, dass ich mich so schwertue, Entscheidungen zu treffen oder mich wertig zu fühlen. Tatsächlich erwarte ich eine Entschuldigung von Ihnen. Das habe ich schon mehrfach zum Ausdruck gebracht. Manchmal habe ich den Eindruck, ohne eine solche Entschuldigung kann sich für mich nichts verändern. Meine Eltern hingegen sind der Meinung, dass ich ihnen das Leben schwermache. Meine Unfähigkeit, mich zu entscheiden und meine Stimmungsschwankungen würden ihr Wohlbefinden nachhaltig beeinträchtigen, wo sie doch eigentlich so viel für mich getan hätten. Bin ich zu Besuch und meine Eltern unternehmen etwas mit mir, geben sie mir anschließend zu verstehen, dass sie nun auf eine wichtige Einladung verzichtet hätten, nur um mit mir zusammen zu sein und jetzt würde ich immer noch darüber klagen, dass es mir nicht gutgehen würde. Sie wollen nicht anerkennen, dass sie die hauptsächliche Verantwortung und Schuld daran haben, dass ich nun so bin und dass es mir deshalb auch nicht gelingt, im Leben voranzukommen. Ich habe auch viele Bücher gelesen und darin wird doch auch beschrieben und bestätigt, wie relevant die frühen Prägungen der Kindheit sind und dass man diesen nicht entfliehen kann. Meine Eltern tragen die Hauptverantwortung daran und sollen jetzt endlich dazu stehen.

10.1 Validierung der erlebten Verletzungen

Die therapeutische Beziehung ist zu jedem Zeitpunkt immer ein äußerst relevanter, wenn auch nicht einziger Faktor für eine gelingende Therapie. Gerade in der Arbeit mit Patientinnen, die sich im Sinne der Schuldabwehr und Schuldzuweisung schützen, ist der Aufbau einer vertrauensvollen Beziehung wesentlich. Dabei wird von Therapeutinnen ein hohes Maß an Flexibilität in der Gesprächsführung im Verlauf eines therapeutischen Prozesses erwartet (Zimmer, 2022). Ein angemessenes Oszillieren zwischen den folgenden Polen beinhaltet wesentliche Aspekte der Kunst der therapeutischen Beziehungsgestaltung.

- Verständnis und Bestätigung
- Anleitung und Unterstützung
- Führung und Kontrolle (Lammers & Schneider, 2009)

Gerade zu Beginn eines therapeutischen Prozesses sind Verständnis und die Validierung vorhandener Emotionen, die von der Patientin ausgedrückt werden, ein wesentlicher Aspekt. Erst wenn die Patientin darauf vertrauen kann, dass die Therapeutin sich an ihre Seite stellt, dadurch versucht, aus Sicht der Patientin das Problem zu begreifen, sind die Aspekte Anleitung oder Führung von Seiten der Therapeutin angemessen oder gar möglich.

Dabei können folgende Haltungen innerhalb des therapeutischen Prozesses aufgeführt werden (Rudolf, 2013), die so auch schulenübergreifend eine Berechtigung haben:

- **Sich hinter die Patientin stellen.** Dies bedeutet, die Probleme aus Sicht der Patientin zu verstehen, sie bei der Bearbeitung zu begleiten und stützende Funktionen zu übernehmen sowie die vorhandenen Ressourcen der Patientin zu aktivieren.
- **Sich neben die Patientin stellen.** Das Problem in fachliche Zusammenhänge und Erklärungsmodelle einbetten und damit die Problemklärung spezifizieren.
- **Sich der Patientin gegenüberstellen.** Wahrnehmungen spiegeln, empathische Konfrontation, Verschiedenartigkeit aufzeigen, Problemaktivierung und Problemlösung in den Vordergrund setzen

Bezogen auf das Fallbeispiel Frau A., die durch eine starke Schuldzuweisung an die Eltern scheinbar in einer Lähmung und Sackgasse steckt, wird deutlich, wie wichtig gerade die Haltung *sich hinter die Patientin stellen* ist. Dabei ist das Annehmen und Bestätigen, aber auch die Ressourcenaktivierung ein wesentlicher Moment, damit die Patientin spürt, dass sie in ihrer Verletzung und dem aktivierten Schema der emotionalen Vernachlässigung und des Allein-gelassen-Fühlens verstanden wird.

Folgende Gesprächsaspekte können in der Phase *sich hinter die Patientin stellen* wichtig und wesentlich sein:

- Paraphrasierung der aktuellen Situation und Benennen der aktuellen Gefühle, erstes Aufzeigen möglicher Ressourcen

  T: Im Moment ist eine Zeit der Neuorientierung und des Umbruchs. Es ist nicht leicht, die Stimmung aufrechtzuerhalten und manchmal sind Sie sehr verzweifelt. Ich sehe, wie sehr Sie bemüht sind, für sich zu sorgen und für sich einen guten Weg zu finden.

Folgende Gesprächsaspekte können in der Phase *sich neben die Patientin stellen* des Weiteren wichtig und wesentlich sein:

- Wahrgenommene Gefühle benennen und erstes Einbetten in ein Erklärungsmodell

> T: Könnte es sein, dass Sie sich heute wie damals allein und überfordert fühlen? Es war als Kind eine Überforderung, die Erwartungen der Eltern zu erfüllen. Sie wurden von den Eltern als Ratgeberin und Problemlöserin chronischer Beziehungskonflikte und Ambivalenzen genutzt. Heute sind die auf Sie zukommenden Entscheidungen ebenfalls überwältigend. Ich sehe, wie sehr Sie sich Verständnis für ihre Situation und die Unterstützung der Eltern wünschen.

Folgende Gesprächsaspekte können in der Phase *sich vor die Patientin stellen* wichtig und wesentlich sein:

- Akzeptanz der geäußerten Haltung der Patientin, einen kritikfreien Raum schaffen und ein erster Versuch einer empathischen Konfrontation

> T: Es wäre schön, Ihre Eltern würden erkennen, was für eine Zumutung der elterliche Streit und die emotionale Überforderung für Sie waren. Dafür eine Entschuldigung zu erfahren, wäre eine Anerkennung und sicherlich Erleichterung. Es fühlt sich an, als müsste das erfolgen, bevor es nächste Schritte in Ihrem jetzigen Leben geben könnte.

- Ressourcen und ein positives Selbstkonzept stärken, erste Aktivierung einer Problemlosung

> T: Es fühlt sich für Sie an, als könnten Sie keinen Schritt weitergehen und doch haben Sie fast schon ein Studium abgeschlossen und versuchen für sich im Kopf nach den richtigen Wegen zu suchen. Da gibt es Ehrgeiz und Wille für sich im Leben voranzukommen und einen richtigen weiteren Weg zu finden. Hinter der Sorge um die falsche Entscheidung zeichnet sich die Hoffnung und Sehnsucht nach einem Gelingen ab, das heißt, es gibt eine Ahnung, dass Sie den Weg für sich finden könnten.

10.2 Die Gefühle hinter den Schuldzuweisungen erkennen

Emotionen steuern motivationale Prozesse, sind Teil davon und werden auch für Problemlösung genutzt. Sie sind in einem Verhältnis von Wechselwirkungen angesiedelt, verbinden innere Welt und äußere Realitäten. Dabei steht in der Therapie nie nur die geäußerte Emotion im Vordergrund, sondern häufig sind komplexe Netzwerke von Emotionen, Kognitionen, Motiven, Intentionen und Bewertungen gegeben. Das Herausarbeiten dahinterliegender Gefühle, wie z. B. Angst, Scham, Hilflosigkeit, Wut und vielleicht noch mehr, ist im Fall von Frau A. sicher zielführend.

In dieser Phase der Therapie oszilliert die Haltung der Therapeutin zwischen *hinter der Patientin stehen* und *neben der Patientin stehen. Neben der Patientin stehen* bedeutet: Erklärungsmodelle erarbeiten, Muster erkennen, Deutungen ermöglichen.

Imaginationsreise in die Vergangenheit. Betrachtet man die Beziehung und Interaktion zwischen Patientin und Therapeutin, sind hierfür die Konzepte der Übertragung und Gegenübertragung zu nennen, die ursprünglich aus der Psychoanalyse stammen. Sie haben sich jedoch inzwischen auch innerhalb der Verhaltenstherapie im Sinne der dritten Welle der Verhaltenstherapie in der Schematherapie (Young et al., 2008), der Cognitive Behavioral Analysis System of Psychotherapy (CBASP) (McCullough et al., 2015) oder der Emotionsbezogenen Therapie (Greenberg, 2006) etabliert (Lammers & Schneider, 2009). Allen gemeinsam ist die Überzeugung, dass gegenwärtig in der Therapie geäußerte maladaptive Emotionen häufig mit dysfunktionalen Beziehungsmustern aus der Kindheit erklärbar sind, die mit einer Frustration wesentlicher Grundbedürfnisse zusammenhängen.

Beispiel • Imaginationsreise in die Vergangenheit: Frau A.

Frau A. bringt deutlich zum Ausdruck, dass die gegenwärtige Situation Erinnerungen, Bilder, Gefühle, Kognitionen bis hin zu Körperreaktionen aus vergangenem Erleben aktivieren.

Die gegenwärtige therapeutische Arbeit immer wieder mit Erinnerungen aus frühen Kindheitserlebnissen zu verknüpfen, kann das Erarbeiten zugrunde liegender Emotionen und Verletzungen deutlich begünstigen. Dies soll an einer Situation im Fall von Frau A. verdeutlicht werden.

T: Sie möchten, dass die Eltern sich entschuldigen. Welche Gefühle sind der Nährboden dieses Wunsches?

P: Ich fühle mich alleingelassen und hilflos, aber auch wütend, dass meine Eltern einfach nicht ihre Aufgaben übernehmen.

T: Wenn Sie kurz innehalten und diese Gefühle festhalten würden, vielleicht auch in Ihrem Körper verankern … *(Therapeutin wartet).* Ich möchte Sie auffordern, in Gedanken entlang eines inneren Zeitstrahls Ihrer Kindheit zurückzuwandern. Fällt Ihnen eine Situation in Bezug zu Ihren Eltern ein, in der Sie diese Gefühle ebenfalls stark wahrgenommen haben?

P: Ich erinnere mich an einen Mittag. Ich kam von der Schule zurück und hatte eine Auseinandersetzung mit ein paar Mädchen aus der Klasse. Ich war 13 Jahre alt und hatte Angst, nun keine Freundinnen mehr zu haben. Als ich nach Hause kam, wollte ich davon berichten, aber meine Mutter saß weinend im Wohnzimmer und schimpfte und klagte über ihren Mann. Ich saß ca. zwei Stunden vor ihr und hörte ihr zu. Dabei war die Stimmung sehr gespannt. Ich traute mich nicht, ein anderes Thema anzusprechen oder gar aus dem Raum zu gehen. Nach den zwei Stunden kam mein Vater nach Hause. Es gab sofort eine lautstarke Auseinandersetzung. Ich verließ den Raum und ging in mein Zimmer, saß am Schreibtisch und wartete, fühlte eigentlich nur Trauer und eine Sehnsucht, gehalten zu werden.

T: In dieser Situation sind Sie allein, Sie erleben vor allem viel Trauer. Um was trauern Sie?

P: Ich glaube, nicht gesehen und gehört zu werden. *(Patientin beginnt zu weinen)*

T: Was hätten Sie sich damals gewünscht?

P: Ich hätte mir gewünscht, von meinem Erlebnis mit meinen Freundinnen zu erzählen, von der Mutter zu hören, dass ich in Ordnung bin, wie ich bin, vielleicht ein paar Ratschläge, sowas wie eine Orientierung, oder Stärkung, ja, dass ich nicht alles falsch mache.

T: Ich finde, das sind sehr schöne Wünsche, sollen wir diese vielleicht mit in die Jetzt-Zeit nehmen und schauen, was wir damit machen können?

P: Ja, gerne.

Das Fallbeispiel soll nicht den Anspruch in sich tragen, eine ausgereifte Intervention aus einem der genannten Ansätze der dritten Welle der Verhaltenstherapie abzubilden. Es soll lediglich eine Skizze sein, wie das biografische Verankern der dahinterliegenden Emotionen und daraus resultierenden Bedürfnisse als Motivation für die Arbeit im Jetzt genutzt werden könnte. Als nächster Schritt läge es nahe, die Patientin anzuhalten, die geäußerten Wünsche unabhängig vom Verhalten der Eltern zu akzeptieren und alternative Wege zu finden, diese zu erfüllen.

10.3 Die Schuldzuweisung als Abwehrmechanismus reduzieren, Motivation für Veränderung aufbauen

Die Abwehr möglicher Gefühle oder Konflikte kann erst einmal eine Entlastung für die Patientin darstellen, verhindert jedoch oftmals, dass ein direkter Zugang zu den auslösenden Gefühlen erkannt wird oder damit gearbeitet werden kann. Hierbei ist sicherlich neben den Haltungen *hinter der Patientin stehen* und *neben der Patientin stehen* in flexibler Form auch die Haltung *vor der Patientin stehen* hilfreich. Das Spiegeln der Wahrnehmung auch im Sinne von Deutungen oder empathischen Konfrontationen, um allmählich zu einer Problembewältigung hinzuführen, ist dabei wesentlich.

Beispiel • Frau A.: Empathische Konfrontation und Stuhldialog

Das Fallbeispiel von Frau A. zeigt in einem nächsten Schritt auf, wie die Therapeutin ihre Gefühle oder Gedanken in der Situation spiegelt, sodass eine empathische Konfrontation ermöglicht wird.

T: Darf ich Ihnen meine Gefühle spiegeln, wenn Sie Ihre Gefühle und dazugehörigen Erinnerungen schildern?

P: Ja, gerne.

T: Ich habe den Wunsch zu trösten, das Kind zu versorgen. Haben Sie den Impuls für sich auch?

P: Ja.

T: Aber im Jetzt habe ich das Gefühl, dass da ganz viel Widerstand ist. Ein Versorgen wäre mir vielleicht gar nicht möglich, ich dürfte vielleicht auch gar keine Ratschläge geben oder stärkend sein. Vielleicht würde ich im Moment am Trotz und der Wut abprallen.

P: Da ist tatsächlich etwas dran.

Die Abwehr ist somit oftmals dem Schutz der Patientin zuzuordnen und hat somit eine mächtige Funktion. Den Zusammenhang der verschiedenen inneren Anteile aufzuzeigen und miteinander in einen klärenden oder auch konstruktiven Austausch zu bringen, kann somit ein nächster Schritt sein. Dafür kann ein Stuhldialog mit den inneren Anteilen initiiert werden, wie hier im Beispieldialog mit der Patientin Frau A.

T: Ich würde gerne eine Stühlearbeit mit Ihnen machen. Dafür würden wir uns die verschiedenen Gefühle vorstellen, diese jeweils auf einem Stuhl platzieren und versuchen, einen Dialog zu initiieren.

P: Okay.

T: *(Stellt vier Stühle auf)* Dieser Stuhl steht für das trotzige Gefühl. Auf den Stuhl daneben setzen wir die Angst, Fehler zu machen, dieser dritte Stuhl soll die Wut symbolisieren und schließlich braucht es einen Stuhl für die Traurigkeit. Wir beziehen uns auf die Situation im Jetzt, wo es um die Entscheidungen geht, die es zu fällen gilt. Wie soll es nach Abschluss des Studiums für Sie weitergehen? Darf ich Sie bitten, die innere Konferenz der Gefühle zu eröffnen? Welche Haltung haben die verschiedenen Gefühle bezogen auf Ihre jetzige Situation? Sie wählen aus, womit Sie beginnen möchten.

P: *(Setzt sich auf den trotzigen Stuhl und formuliert, was der trotzige Anteil aussprechen könnte)* Ich mache nichts, bevor sich meine Eltern nicht entschuldigt haben, die sind schuld daran, dass ich mich so fühle, wie ich mich fühle.

T: Spüren Sie Ihren Sätzen kurz nach, ergänzen Sie, wenn Sie möchten, oder wechseln Sie sonst auf einen anderen Stuhl.

P: *(Setzt sich in den Stuhl der Trauer)* Ich finde es so traurig, dass die Eltern für mich nicht hilfreich sein können. Die beiden kreisten ihr Leben lang nur um ihre Beziehung, wir Kinder waren gar nicht wirklich von Bedeutung, wir sollten einfach immer nur funktionieren *(Patientin weint, es entsteht eine längere Pause, dann wechselt die Patientin erneut den Stuhl).*

(Setzt sich in den wütenden Stuhl) Es ist doch alles egal. Eigentlich interessiert es doch niemanden, was ich für eine Entscheidung treffe, die wollen doch nur ihre Ruhe haben und das war's. Am liebsten würde ich schreien und gegen die Wand schlagen.

(Wechselt in den Stuhl, der für die Angst steht, Fehler zu machen) Aber es ist alles so unübersichtlich, oftmals fühle ich mich so kraftlos und weiß überhaupt nicht, welche Entscheidung für mich eine richtige Entscheidung ist *(Patientin setzt sich zurück in ihren Stuhl).*

T: Wie haben sich die einzelnen Teile der inneren Gefühlskonferenz für Sie angefühlt?

P: Ich finde es so trostlos, es fehlt meines Erachtens nach etwas. Sie haben einmal meinen Ehrgeiz und Willen angesprochen, der mich ja bisher auch motiviert hat. Ich würde diesen gerne noch zusätzlich zur Konferenz einladen.

T: Wenn wir diesen motivationalen Teil betrachten, was würde dieser gerne den Gefühlsanteilen antworten *(Therapeutin zieht einen weiteren Stuhl hinzu, die Patientin setzt sich darauf und denkt eine Weile nach).*

P: Ich möchte nicht stehen bleiben, ich werde auch das schaffen können, im schlimmsten Fall auch ohne die Hilfe meiner Eltern *(Patientin weint erneut).*

T: Klingt kämpferisch, aber Sie weinen.

P: Ja, ich will kämpfen, aber ich bin einfach auch so traurig, dass meine Eltern so wenig an meiner Seite stehen *(Pause. Weint erneut und beruhigt sich dann allmählich und ergänzt dann).* Aber wissen Sie, den trotzigen Teil zu Beginn fand ich eigentlich gut, ich würde ihn nur gerne in seiner Hauptaussage verändern. Anstatt ›ich mache nichts‹ in die Aussage ›euch werde ich es zeigen‹ *(Pat. wischt sich die Tränen ab und richtet sich entschlossen auf).*

Die Stühlearbeit und die Arbeit mit den Gefühlen als innere Ratgeber sind hier eine schöne Technik, um die erlebten dahinterliegenden Gefühle deutlich mehr in den Vordergrund zu rücken. Die Schuldzuweisung verliert ihre eindimensionale Haltung, die Komplexität der dahinterliegenden Gefühle wird offensichtlich und es kann eine zunehmende Versöhnlichkeit mit den als unangenehm erlebten Gefühlen erarbeitet werden, die sich schließlich auf die Handlungsebene auswirken kann. So kann durch die formulierte Haltung ›Ich zeig es euch allen‹ eine neue Motivationslage entstehen. Dadurch sind auch neue proaktive Verhaltensweisen für die derzeitige Lebenssituation denkbar.

10.4 Den Abschied von Wünschen und Illusionen betrauern

Wie bereits erwähnt ist die Emotion der Schuld häufig Ausdruck komplexer Netzwerke von Emotionen. So findet sich Ärger, Trauer, Überforderung oder auch Scham in unserem Fallbeispiel mit Frau A. Dabei ist der Umgang mit der Trauer ein möglicher Schlüssel für weitere Veränderungen. Der von Frau A. geäußerte Wunsch und die damit einhergehenden Schuldzuweisungen sowie die gleichzeitig bestehende Illusion, die Eltern könnten das gewünschte Verhalten zeigen, sind Ausdruck einer Verstrickung, wie sie auch bei dependenten oder coabhängigen Beziehungsmustern auftreten kann. Die Schuldzuweisungen sind dabei ein Mittel, eventuell Einsicht oder Verhaltensänderung bei den Eltern zu erzeugen. Jedoch auch der Wunsch nach Entlastung von eigener Verantwortung kann sich hinter den Schuldzuweisungen verbergen: »Wenn die Eltern nicht ›das Richtige‹ tun, dann kann ich auch nichts machen.«

Therapeutisch kann es ein Ziel sein, die Illusion oder die Hoffnung loszulassen, dass die Eltern oder möglicherweise auch andere Bezugspersonen je die dahinterliegenden Bedürfnisse nach Versorgung, Anteilnahme und Unterstützung bieten werden. Kognitiv fällt es den Patientinnen häufig leicht, diese Zusammenhänge zu verstehen.

Manchmal ist hier ein symbolisches oder metaphorisches Vorgehen eine gute Alternative. Folgende Übungen sind denkbar:

- Die fälschliche Annahme, dass die Eltern sich ändern könnten, symbolisch ankern und schließlich mit einer symbolischen Handlung verknüpfen (z. B. Stein in einen Fluss schmeißen oder auf Papier den Wunsch loszulassen aufschreiben und dann als gefalteten Flieger wegfliegen oder als gefaltetes Boot wegfahren lassen).
- Den Übergang in die neue Lebenssituation körperlich ankern, z. B. Sprung in die kommende Lebenssituation. (Tatsächlich über einen Graben oder ins Wasser springen, innerlich das Gefühl des Springens für sich erfahrbar machen).
- Affirmationen finden, die für die nächsten Schritte hilfreich sind (z. B. Es gibt nicht die perfekte Entscheidung. Entscheidung heißt nicht Festlegung, sondern Aufbruch und Bewegung. Jede getroffene Entscheidung bedeutet, sich der Ungewissheit des Lebens zu stellen etc.).
- Einen imaginierten inneren Chor der Unterstützerinnen bilden (z. B. »Du schaffst das! Wir sind da. Wir gehen nicht weg.« etc.)

Fazit • Schuldabwehr und Schuldzuweisung in der Therapie (Fallbeispiel Frau A.)

- In einer Situation der Schuldzuweisung verharren
- Scheinbar entsteht eine Sackgasse
- Veränderung scheint nicht möglich

Therapeutische Interventionen:

- Entwickeln eines therapeutischen Prozesses, der folgende Haltungen beinhaltet: *Sich hinter die Patientin stellen; sich neben die Patientin stellen; sich der Patientin gegenüberstellen*
- Verknüpfung früherer Erfahrung mit dem Jetzt: Imaginationsreise in die Kindheit
- Empathische Konfrontation und Dialog der Gefühle
- Symbolisch Abschied nehmen von etwas, was man nicht ändern kann

11 Therapeutische Herangehensweise bei Schuldgefühlen in Assoziation mit psychischer Erkrankung

11.1 Schuldgefühle bei Zwangserkrankungen

Zwangshandlungen. Menschen mit Zwängen leiden darunter, dass Gedanken und Handlungen in ritualisierter Art und Weise in schweren Verläufen über Stunden hinweg durchgeführt werden müssen, um im weitesten Sinne für sich ein »gutes Gefühl« erzeugen zu können. Die Irrationalität der Gedanken und Handlungen kann erkannt werden. Bis zu einem gewissen Grad versucht die Patientin, dem Zwang Widerstand zu leisten. Die Person selbst und ihr Umfeld fühlt sich im Alltag von den Gedanken und Handlungen deutlich beeinträchtigt (Benoy & Walter, 2022). Dabei stehen Kontroll-, Wasch- und Ordnungszwänge im Vordergrund. Hände werden immer wieder gewaschen oder Elektrogeräte vielfach kontrolliert, ob sie ausgeschaltet sind. Die Zwangshandlung führt zu einer Neutralisierung des als sehr unangenehm erlebten Gefühls der inneren Beunruhigung und Anspannung. So muss die Handlung meist so lange durchgeführt werden, bis »es sich gut und richtig anfühlt«.

Zwangsgedanken. Zeitweise stehen eher Gedankenzwänge im Vordergrund, die häufig die Befürchtung beinhalten, jemandem durch eine aktive Handlung oder durch das Unterlassen einer Handlung schaden zu können. Die Überzeugung, dass Gedanken auf jeden Fall in Handlungen umgesetzt werden, ist überhöht. Die Zwänge nehmen in Situationen eher zu, wenn eine vermehrte Verantwortungsübernahme von den Betroffenen erwartet wird, z. B. mehr Verantwortung im Betrieb oder mehr Verantwortungsübernahme für die Versorgung der Kinder. Die wahrgenommene erhöhte Verantwortung aktiviert bei vulnerablen Personen die Sorge darum, dieser nicht gerecht werden zu können und an möglichen Fehlern oder möglichem Schaden für andere schuldig zu werden. Dabei wird viel Energie darauf verwendet, dass dies auf keinen Fall eintritt, d. h. die Schuldabwehr ist ein sehr starkes Handlungsmotiv. Dahinterliegende Gefühle sind die Angst vor Strafe, Unglück, Verlust oder die Scham darüber, den Anforderungen eventuell nicht gewachsen zu sein. Das Thema Schuld in Zusammenhang mit einer Zwangserkrankung soll am Beispiel von Herrn I. veranschaulicht werden.

Fallbeispiel • Herr I.: Schuldgefühle bei Zwangserkrankung

P: Ich gehe durch die Straßen und wenn ich jemandem direkt in die Augen schaue, beherrscht mich der Gedanke, ich könnte demjenigen etwas angetan haben. Manchmal kaufe ich in der Bäckerei ein Brötchen. Nach dem Verlassen der Bäckerei kehre ich nochmals zurück, um mich zu vergewissern, dass die Verkäuferin noch lebt. Vielleicht habe ich ihr etwas angetan. Das ist völlig unsinnig, ich weiß, aber der Drang nochmals zurückzugehen, die Sorge, etwas Schlimmes getan zu haben, belastet mich so sehr, dass ich nur zur Ruhe kommen kann, wenn ich nochmals nachsehe. Ich sorge mich, inwieweit ich meinem zukünftigen Beruf als Krankenpfleger wirklich gewachsen bin. Da kann doch immer etwas passieren! Ich könnte doch wirklich durch einen Fehler Schaden anrichten. Im Moment bin ich mit der Pflege meines bereits palliativ erkrankten Vaters sehr gefordert. Er ist seit meiner Jugendzeit krank, aber nun hat wohl die Sterbephase begonnen. Ich kontrolliere immer wieder, ob ich meine Hände auch wirklich desinifiziert habe. Ich möchte auf keinen Fall, dass mein Vater durch mich Schaden nimmt. Ich ertrage die Vorstellung nicht, dass durch mein Verhalten grundsätzlich jemand Schaden erleiden könnte.

Maladaptive Schuldgefühle sind bezogen auf das Beispiel von Herrn I. vollkommen irreal und auch vom Patienten selbst als solche zu benennen. Es drängt sich auf, dass Herr I. gerne seinem schon lange an einem malignen Tumor erkrankten Vater helfen möchte, vielleicht dies sogar seine Wahl zur Ausbildung als Krankenpfleger beeinflusst haben könnte. Eine mögliche emotionsfokussierte Herangehensweise, die sich vorrangig mit den stark erlebten Schuldgefühlen und der Sorge, schuldig zu werden, beschäftigt, soll exemplarisch aufgezeigt werden. Hinweise für die gute Wirksamkeit von Akzeptanz- und Commitmentherapie (ACT) im Zusammenhang von Schuldgefühlen und Zwangserkrankung konnten bereits gezeigt werden (Rajabi & Hassani, 2020).

Akzeptanz der Schuldgefühle und damit Akzeptanz der Ohnmachtsgefühle

Zwanghafte Gedanken und Verhaltensweisen, die zum Ziel haben, Schuldgefühle zu umgehen, dienen der Vermeidung dahinterliegender Emotionen. Die Vermeidung bietet erst einmal die Illusion einer Bewältigung oder Entlastung. Herr I. sorgt sich beständig, er könnte anderen Schaden zufügen und dadurch schuldig werden. Die primären Gefühle könnten jedoch die Trauer, Angst und die Hilflosigkeit beinhalten, die er aufgrund des bevorstehenden Verlustes des geliebten Vaters empfindet. Die zwanghafte Beschäftigung mit Schuld und Schuldabwehr könnte ein Versuch darstellen, Kontrolle über etwas zu erlangen, was nicht kontrollierbar ist. Das Bekämpfen von innerem Schmerz oder inneren unguten Gefühlen führt jedoch häufig eher zu einer Verstärkung derselben, statt zu einer langfristigen Erleichterung. Angelehnt an die ACT-Therapie könnten in der Therapie folgende Schritte Anwendung finden (Hayes et al., 2009):

- **Definition des vermiedenen Gefühls.** Bezogen auf das Beispiel von Herrn I. wäre es vermutlich das vermiedene Gefühl der Ohnmacht, nicht dem Vater helfen zu können und der Trauer, dass er diesen geliebten Menschen verlieren wird.
- **Bestandsaufnahme des bisherigen Vermeidungsverhaltens.** Die Funktion des Zwangsverhaltens und des Schulderlebens verstehen und die auslösenden und aufrechterhaltenden Bedingungen begreifen können.
- **Kontrolle als Problem erleben.** Einsicht erzeugen, dass der Versuch, das als unangenehm erlebte Schuldgefühl durch ausreichende Kontrolle zu vermeiden, nicht möglich ist.
- **Entschmelzung.** Hierbei ist es wichtig, die vorhandenen Gedanken von ihren Bewertungen und ihrem scheinbaren Wahrheits- und Aufforderungscharakter zu befreien. Bei Herrn I. könnte dies beispielhaft eine Umformulierung des Zwangsgedankens bedeuten. Durch die Umformulierung soll aufgezeigt werden, dass Gedanken Wirklichkeiten kreieren. Dies kann unterbrochen werden, indem man gewahr wird, wie Denken abläuft und funktioniert. Das Ziel soll sein, selbst zu erkennen, dass man diejenige ist, die die Struktur des Denkens erzeugt.

Ausgangsformulierung	Umformulierung
Ich glaube, ich habe die Bäckerin umgebracht. Ich muss nochmals zurück und nachschauen. Ich will nicht schuldig werden.	Ich denke gerade den Gedanken, dass ich die Bäckerin beim Einkauf umgebracht habe. Des Weiteren werde ich durch mein Denken und Fühlen aufgefordert, umzukehren und nachzuschauen, da ich dann annehme, dass ich dadurch sicher sein kann, dass ich niemandem geschadet habe.

- **Akzeptanz als alternative Möglichkeit.** Akzeptanz wird nicht verstanden im Sinne des Resignierens oder Erduldens oder der Selbstaufgabe, sondern der Hinwendung und des Integrierens, gedacht als eine aktive Form der Bewältigung. Damit ist nicht ein innerliches Abwenden gemeint, sondern ein Sich-Hinwenden zu etwas, was auch mit dem Ausdruck »für etwas bereit sein« erfasst werden kann.
- **Aufbau von Bereitschaft.** Hierbei geht es um die Bereitschaft, sich mit den bedrängenden Gefühlen, z. B. Schuldgefühlen oder Gefühlen der Ohnmacht und Angst auseinanderzusetzen. Dabei geht es darum, nicht mehr nur Kontrolle für aufkommende Gedanken und Gefühle aufzubauen, mit der Illusion, diese beherrschen zu können, sondern gerade durch die Akzeptanz der erlebten Gefühle und Gedanken allmählich in die gewünschte Richtung des Lebens weitergehen zu können.
- **Suche nach den Werten, die die Richtung vorgeben.** Schließlich geht es um die Werte, die die Richtung im Leben vorgeben könnten. Dabei sind die Ziele oft die Marker dafür, wohin eine Richtung gehen soll. Herr I. definierte für sich, dass für ihn Familie sehr wichtig ist, aber auch seine berufliche Entwicklung. Das Motiv, die Familie unterstützen zu wollen, führte erst einmal zu dem Entschluss, mit der Ausbildung zu pausieren und für die Familie und auch den Vater da zu sein. Er wollte sich Zeit neh-

11

men, um den Sterbeprozess des Vaters zu begleiten und schließlich zu betrauern. In der weiteren Begleitung entlastete dieser Entschluss den Patienten sehr. Nach einer angemessenen Phase der Trauer, war es Herrn I. möglich, die Ausbildung zu beenden und getrennt von seiner Herkunftsfamilie zu leben.

11.2 Schuldgefühle bei Traumafolgestörungen, vor allem bei interpersoneller Gewalt

Posttraumatische Belastungsstörung. Die kurze Definition einer Posttraumatischen Belastungsstörung (PTBS) wird in der seit dem 01.01.2022 in Kraft getretenen 11. Version (ICD11) der Klassifikation von Erkrankungen weiterhin als Folge des Erlebens »von extrem bedrohlichen oder schrecklichen Ereignissen oder einer Folge von Ereignissen« beschrieben (Maercker & Eberle, 2022). Dies kann Ereignisse umfassen, in denen die betroffene Person mit dem Tod, der Androhung des Todes oder dem Verlust der Unversehrtheit sowie sexueller Gewalt konfrontiert ist. Das ist sowohl möglich als persönliches Erleben, kann jedoch auch in der Beobachtung, dass diese Bedrohung jemand anderem geschieht, als stellvertretende Traumatisierung erlebt werden. Dabei sind die Reaktionen der Ohnmacht, des Kontrollverlusts, der Hilflosigkeit und Verzweiflung wesentliche Komponenten. Kognitiv ist die persönliche Bewertung des erlebten Ereignisses als traumatisch wesentlich. Spricht man kurz nach dem erlebten Trauma von der Belastungsreaktion, kann dies nach einem Monat in die Diagnose einer Posttraumatischen Belastungsstörung übergehen. Hierbei kann es zu belastendem Wiedererleben der Gefühle kommen, die durch bestimmte Situationen getriggert werden. Bilder und Erinnerungen können spontan auftreten und eine generell erhöhte Erregungsschwelle ist gegeben. Dies kann zu erhöhtem Misstrauen gegenüber anderen Personen, Schlaf- und Konzentrationsstörungen und Vermeidung führen. Die Vermeidung bezieht sich auf Orte, Personen und Situationen, die potentiell eine Wiedererinnerung an das Trauma begünstigen (Kümmerle et al., 2022).

Opfer interpersoneller Gewalt und Schulderleben

Schulderleben wird von Menschen, die an einer Traumafolgestörung leiden, immer wieder berichtet. Vor allem bei Personen, die Opfer von innerfamiliärer Gewalt oder genereller interpersoneller Gewalt wurden, treten die Emotionen Schuld und Scham vermehrt auf (Siegel et al., 2022). Bei frühkindlichen und langjährigen Traumatisierungen, sei es durch körperliche, seelische oder sexualisierte Gewalt, ist die Thematisierung der Gefühle von Schuld und Scham ein wesentlicher Faktor, um eine nachhaltige Besserung im therapeutischen Prozess ermöglichen zu können (Vogt, 2020). Bei Traumata, die eine verstärkte Aktivierung von Schuld- und Scham beinhalten, sind expositionsbasierte Verfahren wohl weniger geeignet als kognitive Verfahren. Auch die Methode der Imagery Rescripting & Reprocessing Therapy (IRRT) wird als zielführend aufgeführt (Kümmerle et al., 2022).

Warum Schuldgefühle im Rahmen von interpersoneller Traumatisierung gehäuft auftreten, ist anhand folgender Faktoren erklärbar:

- Schulderleben erhöht das Gefühl von Kontrolle.
- Das Erleben eigener Schuld schützt vor der möglichen Stigmatisierung durch andere oder die Gesellschaft.
- Falls es zu Übergriffigkeit durch einen geliebten Menschen kommt, kann durch die Übernahme eigener Schuld die vorhandene Zuneigung für den Täter scheinbar fortbestehen und dependente Beziehungsstrukturen können aufrechterhalten werden.
- Schulderleben kann die Ursache dafür sein, dass der sehr belastende Weg der Strafverfolgung vom Opfer vermieden werden kann.
- Schuldgefühl tritt im Rahmen einer sich abzeichnenden depressiven Entwicklung auf.

Die junge Frau Z. kommt nach einer Vergewaltigung im Rahmen einer akuttherapeutischen Intervention und berichtet folgendes Ereignis.

Fallbeispiel • Frau Z.: Schulderleben als Opfer interpersoneller Gewalt

P: Ich war vor ein paar Monaten auf einem Konzert. Meine Freundin konnte spontan nicht dabei sein. Ich hatte mich jedoch sehr darauf gefreut und wollte es mir nicht nehmen lassen. Dort traf ich einen alten Kumpel aus dem Jugendhaus. Er war sichtlich bekifft, aber irgendwie witzig drauf. Wir verbrachten den Abend gemeinsam und es war wirklich sehr spaßig. Auf dem Heimweg, es war bereits sehr spät, fing er an mich anzufassen, wollte mich immer wieder küssen. Zuerst dachte ich, er mache Spaß und lachte darüber, dann wurde mir allmählich immer mehr bewusst, dass er ernsthaft mit mir Sex haben wollte. Ich schob ihn von mir und sagte deutlich, dass ich das eigentlich nicht wolle und er solle es gut sein lassen. Er hatte auch recht viel Stoff intus. Da packte er mich, sein Gesicht war wütend, ich fiel zu Boden, er legte sich auf mich. Dann verschwimmt alles, ich weiß aber, dass ich mich nicht gewehrt habe, ich dachte nur, dass es bestimmt bald vorbei sei und ich dann versuchen wolle, schnell aus der Situation rauszukommen. Ich haute auch sofort ab, als es mir möglich war. Am nächsten Tag meldete er sich und entschuldigte sich salopp. Er sei wohl ein bisschen stoned gewesen. Ich hätte ihn ja auch richtig angemacht. Wir wüssten jedoch beide, dass es nichts zu bedeuten hätte. Ich sagte ihm, dass ich das alles nicht gewollt habe, dass er auf mein deutliches ›Nein‹ nicht reagiert habe. Er meinte, dass dies wohl ein Witz sei, denn ich hätte mich ja zu keinem Zeitpunkt gewehrt. Der Sex habe sich für ihn sehr einvernehmlich angefühlt. Ich fühle mich so beschämt, und auch schuldig, dass ich mich nicht mehr gewehrt habe. Vielleicht hätte er von mir abgelassen. Nun weiß ich nicht, wie ich damit umgehen soll, eine Strafanzeige bringt bestimmt nichts. Ich konnte die letzten Wochen kaum schlafen, immer wieder drängen sich Erinnerungen auf und zeitweise erschrecke ich, wenn ich durch die Straßen laufe, da ich befürchte, er könnte mir wieder auflauern.

11

Patientinnen mit Gewalterfahrungen fragen sich häufig, ob sie Auslöser waren für das Geschehen oder den anderen provoziert haben. Durch eine empathische Begleitung und Annahme der Therapeutin und dem Angebot eines vollständig kritikfreien Raumes ist es betroffenen Menschen möglich, sich als Opfer des Geschehens wahrnehmen zu dürfen, dem Gewalt angetan wurde. Es ist außerdem sicherzustellen, dass Gewalt zu keinem Zeitpunkt in diesem Geschehen eine Legitimation erfahren darf. Das Gesetz zu sexuellem Übergriff ist seit 2016 reformiert (§177 Abs. 2 StGB), sodass ein strafrechtliches Verfahren Aussicht auf Erfolg hat, wenn der Täter die Situation ausnutzt, in der das Opfer keinen klaren entgegenstehenden Willen bilden konnte. Dies kann im Fall von Frau Z. bedeuten, dass er den Überraschungsmoment ausnutzte oder die Annahme von Frau Z., dass vielleicht noch Schlimmeres passieren würde, wenn sie sich deutlich zur Wehr gesetzt hätte.

11.2.1 Der freundliche Umgang mit sich selbst

Obwohl Schuldgefühle und deren Veränderung die nachhaltige Reduktion der PTBS-Symptome begünstigen, zeigen sich häufig in der klinischen Praxis, dass diese Symptome als Residualsymptome bestehen bleiben (Kümmerle et al., 2022). Hier sollen mögliche Interventionsformen beispielhaft benannt werden, die sowohl erfahrungsbasiert als auch weniger kognitiv sind. Sie sollen die selbstkritische Haltung beeinflussen und es ermöglichen, die emotionale Distanz zu reduzieren, die vor allem durch Schuld- und Schamerleben ausgelöst werden kann. Dazu gehören z.B. die Imagery Rescripting & Reprocessing Therapie (IRRT) bei Traumafolgestörungen (Schmucker & Köster, 2021), die Arbeit am Selbstmitgefühl (Neff & Kretzschmar, 2012) oder Achtsamkeitstechniken wie z.B. der Metta-Meditation (Kümmerle et al., 2022). In allen diesen Verfahren steht die Hinwendung zu sich selbst als Opfer eines erlebten Traumas im Sinne eines freundlich zugewandten und annehmenden Modus im Vordergrund. Die im Rahmen des IRRT angebotene Entmachtung des Täters und Versöhnung auch mit dem früheren Ich steht hier sinnbildlich für die Klarheit der Haltung, die die Patientin für sich finden und durch die imaginative, bildhafte Vorgehensweise auch zunehmend spüren kann.
Die drei Phasen des IRRT führen dabei durch diesen Prozess:

- **1.Phase:**
  Exposition im Sinne des Wiedererlebens der traumatischen Situation.
- **2. Phase:**
  Bewältigung im Sinne des Nutzens der inneren Bühne, um ein Umschreiben der erlebten Erinnerungsbilder zu ermöglichen.
- **3.Phase:**
  Selbstberuhigung im Sinne des Erlangens von Wissen für den eigenen Weg durch den Dialog von dem aktuellen Ich und dem damaligen Ich.

Dabei spielt die Nutzung der inneren Bühne als Vorstellungsraum eine große Rolle, in den die wichtigsten Protagonisten des erlebten Traumas, aber auch Beteiligte und Unterstützer eingeladen werden. Die Vorstellung eines Raumes, in dem alles möglich ist, bietet einen Schutz. So kann die traumatisierte Patientin im Rahmen der Entmachtung Mittel und Wege ergreifen, die im realen Raum für sie undenkbar wären.

Beispiel • Frau Z.: Nachreflexion der IRRT-Sitzung

Frau Z. konnte bei der Durchführung der 3. Phase einer IRRT-Sitzung in der Nachreflexion einige wichtige, stärkende Aspekte erarbeiten. Im Fokus stand der Vergleich des aktuellen Ichs mit dem damaligen Ich.

P: Die Übung war für mich sehr wichtig. Mein aktuelles Ich hat mir vieles aufgezeigt und mich gestärkt, z. B. wie mutig ich war, dass ich ein klares Nein in der Situation geäußert hatte und auch danach, als er sich meldete, habe ich ihm deutlich zu verstehen gegeben, dass ich sein Verhalten als übergriffig erlebt habe und es kein einvernehmlicher Sex für mich war. Dann konnte mir das aktuelle Ich aufzeigen, dass ich mich intuitiv gut schützen konnte. Ich wehrte mich nicht, was aufgrund der Tatsache, dass der Mann vollkommen intoxikiert war und damit nicht mehr eindeutig steuerungsfähig war, sehr sinnvoll erschien. Es war tatsächlich nicht abzuschätzen, was bei Gegenwehr passiert wäre und ich habe somit still um mein Leben gekämpft. Auch die gute Intuition wurde mir von meinem aktuellen Ich aufgezeigt, dass ich sofort abgehauen bin, als ich merkte, dass es möglich war. All diese Rückmeldungen meines aktuellen Ichs an mein damaliges Ich trösten mich. Ich fühle mich nicht mehr so schuldig, ohnmächtig und beschämt. Ich werde mir nun auch ernsthaft Gedanken darüber machen, ob ich den Übergriff anzeigen werde. Das hätte ich mich zuvor überhaupt nicht getraut.

In diesem Beispiel wird deutlich, dass es so etwas gibt wie ein inneres Wissen über den richtigen Weg. Nicht selten kommt es beim Dialog von aktuellem Ich und damaligem Ich zu Selbstdeutungen, Einsichten und Erkenntnissen, die es ermöglichen, so etwas wie eine Solidarisierung und Unterstützung zum Ausdruck zu bringen (Schmucker & Köster, 2021)

11.2.2 Schuldkognition und meditative Technik

Die Kombination kognitiver Techniken und Metta-Meditationen (K-Metta) wird als transdiagnostischer Ansatz zur Reduktion traumabedingter Schuld- und Schamgefühle vorgeschlagen (Kümmerle et al., 2022). Hier steht der Versuch im Vordergrund, kognitiv die zentralen Emotionen wie Schuld und Scham zu adressieren und in ein erlebnisorientiertes Vorgehen zu integrieren. Die kognitive Arbeit beinhaltet das Herausarbeiten der am belastendsten erlebten Schuldkognition, die im Rahmen eines Traumas erlebt wurde. Ein Schuldkreis wird erstellt, zusätzliche Schamkognitionen werden erarbeitet und anhand von an die Patientin angepasste Interventionen bearbeitet, z. B. Stuhlübungen, Psychoedukation zum Thema Trauma und Schuld. Zusätzlich werden 4 Metta-Meditationen angeboten. In der Metta-Meditation sollen Achtsamkeit mit Freundlichkeit und

Sanftheit verknüpft werden (Salzberg, 2002). Wohlwollen für sich selbst und andere soll gestärkt werden. In der Einführung zur Metta-Meditation wird als erstes der Kontakt zu einem wohlwollenden inneren Anteil aufgebaut. Es beginnt jeder Schritt mit einer Atemachtsamkeit. Danach werden gute Wünsche ausgesprochen, die auf die Bereiche Sicherheit, Glück, Wohlbefinden und Erfüllung bezogen sind. Diese guten Wünsche werden immer wieder wiederholt. Die gesamte Metta-Meditation umfasst vier aufeinanderfolgende Schritte (Kümmerle et al., 2022).

(1) Einführung von Metta-Meditation und Erarbeiten der liebevollen Begleiterin
Metta 1: Liebende Güte gegenüber sich selbst
Die Wünsche einer liebevollen Begleiterin hinsichtlich Sicherheit, Glück, Wohlbefinden und Erfüllung werden ausgesprochen, z. B. »Mögest du sicher sein, mögest du glücklich sein« etc.

(2) Einführung einer positiv besetzten Bezugsperson
Metta 2: Liebende Güte gegenüber einer positiv besetzten Bezugsperson
Die oben genannten Wünsche werden an eine Person, die positiv besetzt ist, adressiert, z. B. »So wie ich mir wünsche sicher zu sein, wünsche ich dir auch Sicherheit.«

(3) Liebende Güte bezogen auf das Trauma
Metta 3: Liebende Güte gegenüber sich selbst, als jemand, der das Trauma erlebt hat. Verknüpfung des liebevollen Begleiters mit dem erlebten Trauma und den damit einhergehenden Schuld- und Schamgefühlen. Achtsame Begleitersätze bezüglich des Traumas und den damit einhergehenden Schuld- und Schamgefühlen werden erarbeitet und schriftlich festgehalten. Dann werden die allgemeinen Wünsche erneut an die Patientin gerichtet. Im Folgenden soll die Patientin die erarbeiteten Sätze des liebevollen Begleiters bezogen auf das Trauma aktivieren. Abschließend werden die guten Wünsche wiederholt, z. B. »Ich wünsche dir trotz allem, was passiert ist, dass du dich nun sicher fühlst und in deinem Körper wohlfühlst.«

(4) *Metta 4:* Liebende Güte bezüglich der gesamten Menschheit
Die Wünsche werden auf Bekannte und schließlich alle Menschen ausgeweitet, z.B: »So wie ich dir Geborgenheit und Sicherheit wünsche, wünsche ich allen Menschen Geborgenheit und Sicherheit.«

Die Patientin wird angehalten, die Meditation selbst im Alltag zu wiederholen, um den Effekt zu verstärken. Gerade Patientinnen, die eine expositionsbasierte Behandlung als zu belastend erleben, können von dem niederschwelligen Angebot der Meditation eventuell profitieren (Kümmerle et al., 2022).

11.3 Schuldgefühle im Rahmen von depressiver Erkrankung – Möglicher Einfluss auf Angehörige

Depression und Schulderleben. Gerade im Rahmen einer depressiven Erkrankung werden Schuldgefühle beschrieben und sind sogar im Internationalen Klassifikationssystem für psychische Erkrankungen sowohl im ICD 10 als auch im ICD 11 als ein Symptom depressiver Erkrankung aufgeführt (Aichholzer et al., 2021). Mit zunehmender Erkrankungsschwere findet sich unter anderem eine zunehmende kognitive Beschäftigung mit Verhaltensweisen, die nach Ansicht der Betroffenen von ihnen als schuldhaft verarbeitet werden. Die schuldhaft erlebte Überzeugung, eventuell im Leben nicht die richtigen Entscheidungen für sich getroffen zu haben und deshalb krank geworden zu sein, nimmt im Sinne des fortschreitenden Grübelns immer mehr Raum ein. Depressive Menschen schätzen ihr selbst vermutetes Fehlverhalten als deutlich gravierender ein als gesunde Probanden und sind auch überzeugt, dass andere dieses Verhalten sehr verurteilen könnten.

Katastrophisieren. Dabei steht die Überzeugung im Raum, dass Fehlverhalten wohl nicht wieder gut gemacht werden kann, was mit dem kognitiven Denkfehler des Katastrophisierens bei depressiven Menschen einhergehen könnte.

Internaler Attributionsstil. Zudem zeigen depressive Menschen eine internale vs. externale Attribution für negative Ereignisse (Conradi, 2011). So führen sie schicksalhafte Begebenheiten vorrangig auf eigenes Verschulden zurück.

Wahnhafte Überzeugung. Die Überzeugung starker Verurteilung und die Unmöglichkeit der Wiedergutmachung begünstigt die Entwicklung von chronischen Schuldgefühlen, die sich im Rahmen einer schweren Form der Depression bis zu einer wahnhaften Überzeugung ausformen können.

Gerade bei einer chronisch verlaufenden Depression, die das Thema Schuld stark beinhaltet, werden auch Angehörige oder Behandler zunehmend in Schulderleben verstrickt, was mögliche Behandlungsoptionen ungünstig beeinflussen kann.

Beispielhaft erfolgt die Schilderung einer betroffenen Mutter, Frau E., deren erwachsene Tochter die depressive Erkrankung sowohl mit Schuldzuweisungen hinsichtlich der eigenen Person als auch heftigen Schuldzuweisungen gegenüber den Eltern verarbeitet.

Fallbeispiel • Frau E.: Auftretende Schuldgefühle im Verlauf einer depressiven Erkrankung der Tochter

Die alleinstehende Frau E. schildert, dass ihre Tochter Marianne (40 J.) seit Beginn einer schweren depressiven Episode vor 4 Jahren wieder bei ihr eingezogen sei. Zuvor habe sie in der Schweiz in einem größeren Unternehmen erfolgreich gearbeitet. Die Beziehung zu einem deutlich jüngeren Mann habe die Tochter aufgelöst, da dieser noch keine Kinder wollte und sie aufgrund ihres Alters nun aber einen Kinderwunsch hatte. Frau E. selbst war zu diesem Zeitpunkt mit dem Fahrrad verunfallt und die Tochter habe sich kurzerhand entschlossen, ihre Stelle zu kündigen und nach Hause zurückzukehren. Frau E. betont mehrfach, dass sie dies eher überrascht habe, sie das in keiner Weise von ihrer Tochter verlangt hätte. Wieder Zuhause gelang es Marianne nicht, beruflich Fuß zu fassen. Es seien zunehmend Gedanken der Reue aufgetreten. Die Beendigung der Beziehung, die Kündigung des Jobs seien von der Tochter sehr in Frage gestellt worden. Marianne habe eine Depression entwickelt mit deutlich suizidalen Tendenzen. Frau E. traf im Verlauf der Erkrankung die Entscheidung, eine Zwangseinweisung in die wohnortnahe Psychiatrie zu veranlassen, als die Schwere der geäußerten Suizidgedanken sehr bedrohlich wurden. Die Tochter sei ein paar Wochen in der Psychiatrie gewesen, aber die Behandlung und auch die verabreichten Medikamente hätten nur wenig Linderung gebracht. Inzwischen sei die Tochter wieder zuhause. Beständig werfe sie nun der Mutter die erfolgte Einweisung in die Psychiatrie vor und betone, dass sie deswegen so depressiv geworden sei. Gleichzeitig äußert sie, dass sie überzeugt sei, ein schlechter Mensch zu sein und dass die Einweisung in die Psychiatrie wohl die Strafe für schlechte Gedanken sei. Sie sei überzeugt, dass sie sich schuldig gemacht habe. Dann weine die Tochter darüber, dass man sie zu hart bestrafe, ihre Schuld doch gar nicht so groß sei. Frau E. beschreibt, dass sie sich als Mutter hilflos fühle und inzwischen selbst sehr mit Schuldgefühlen zu tun habe, da sie denke, dass die Einweisung in die Psychiatrie vielleicht wirklich unangemessen war. Sie zweifle zunehmend an der Entscheidung, die sie damals gemeinsam mit ihrem Mann und den beratenden Freunden getroffen habe. Vielleicht habe sie sich nun doch tatsächlich mitschuldig gemacht am Leid der Tochter. Aber man habe zu dem Zeitpunkt der Einweisung nicht abschätzen können, ob sich die Patientin nicht doch etwas antun könnte. Der Tochter geht es erneut sehr schlecht, aber eine erneute Einweisung könne sie nicht mehr entscheiden, dann würde es der Tochter ja noch schlechter gehen. Andererseits fürchte sie, durch Unterlassen einer vielleicht lebensrettenden Maßnahme, an einem möglichen Suizid der Tochter schuldig zu werden.

Das Beispiel zeigt eine schwere, inzwischen chronifizierte depressive Entwicklung der Tochter, die scheinbar ihr Leben neu sortierte und viele ihrer bisherigen tragenden Säulen abbrach. Die Reue über die getroffenen Entscheidungen bei zunehmender depressiver Entwicklung geben ihr das Gefühl, sie hätte nur die richtige Entscheidung treffen müssen, dann wäre es nicht zu dieser Erkrankung gekommen. Die Klinikeinweisung führte schließlich zu einer neuen Attributionskette. Ab dem Zeitpunkt werden die Klinik und die Eltern für den eigenen Zustand verantwortlich gemacht. Die als strafend erlebte Einweisung in die Psychiatrie wird mit der logischen Schlussfolgerung verknüpft, dass dies nur mit einem vorausgehenden Fehlverhalten zu tun haben kann, in diesem Fall mit den schlechten Gedanken. Frau E. und ihr Ehemann wissen genau, dass die damalige Einweisung richtig und wichtig war, aber können den Vorwürfen allmählich nicht mehr standhalten. Die geäußerten Schuldzuweisungen werden von den Eltern aufgegriffen und führen ebenfalls zu einer Attribution, dass der Klinikaufenthalt die Schwere der Erkrankung begünstigt hat. Dies führt die Eltern in ein Dilemma, da die Tochter trotz ambulanter psychiatrischer und psychotherapeutischer Behandlung immer noch an einer schweren Depression leidet und immer wieder auch über stark ausgeprägte Suizidgedanken berichtet. Die Eltern sind nun jedoch überzeugt, dass eine weitere klinische Behandlung schädlich sein könnte oder die Tochter ihnen nie wieder verzeihen wird. Die Dilemma-Situation kann für alle Beteiligten äußerst bedrohlich werden, da angemessenes Verhalten (z. B. adäquate Hilfe zu holen) eventuell nicht mehr gezeigt wird. Die Eltern fürchten einerseits die Schuldzuweisungen der Tochter, andererseits ist die Sorge groß, durch Unterlassung erforderlicher Hilfe den möglichen erfolgreichen Suizid der Tochter mitverantworten zu müssen.

Schulderleben als Verstrickung und Teil der erlebten Ausweglosigkeit

Schulderleben und ihre Ansteckung. Das Fallbeispiel von Frau E. wurde gewählt, um das Ausmaß einer möglichen Verstrickung in das Thema Schuld eines gesamten Familiensystems zu verdeutlichen. Im Zusammenhang mit der hier im Vordergrund stehenden depressiven Symptomatik der Tochter kommt es dazu, dass jeder Einzelne der Familie aufgrund erlebter oder antizipierter Schuld schließlich Ohnmacht und Ausweglosigkeit empfindet. Dies lässt sich für die Patientin als zusätzliche aufrechterhaltende Bedingung beschreiben.

Pflichtübernahme. Die Tochter von Frau E. kehrt nach Trennung in ihr Elternhaus zurück, vor allem, weil sie erfährt, dass die Mutter verunfallt ist. Die Tochter fühlt sich in diesem Moment der Mutter gegenüber sehr verpflichtet und übernimmt nach Aussage von Frau E. eine nicht eingeforderte Verantwortung für das Wohlergehen der Mutter. O'Connor et al. (2002) konnten zeigen, dass depressive Patientinnen im Vergleich zu gesunden Probandinnen verstärkt von Schulderleben berichten, wenn sie für das Wohl anderer Verantwortung übernehmen.

Internale Attribution. Als die Tochter immer depressiver wird, kommt es zu einer Zuschreibung internaler Verantwortung im Sinne, die falschen Entscheidungen getroffen zu haben. Es ist anzunehmen, dass bereits hier schon eine Abwehr von begleitenden Emotionen und Primäremotionen wie Scham oder Wut vorhanden sind.

Externale Attribution. Nach der Einweisung in die Psychiatrie erfolgt eine externale Attribution der Schuld auf die Psychiatrie und die Eltern. Im Folgenden kommt es zu einer Fluktuation von Schuldannahme und Schuldzuweisung (s. Abb. 11.1), was sich auf alle Beteiligten des Familiensystems ausweitet. Die Beschäftigung mit der Schuld scheint wie eine undurchdringliche Wand und ein Scheitern unausweichlich. Zugrunde liegende Emotionen werden nicht eruiert und werden daher auch nicht mitgeteilt oder angesprochen.

11

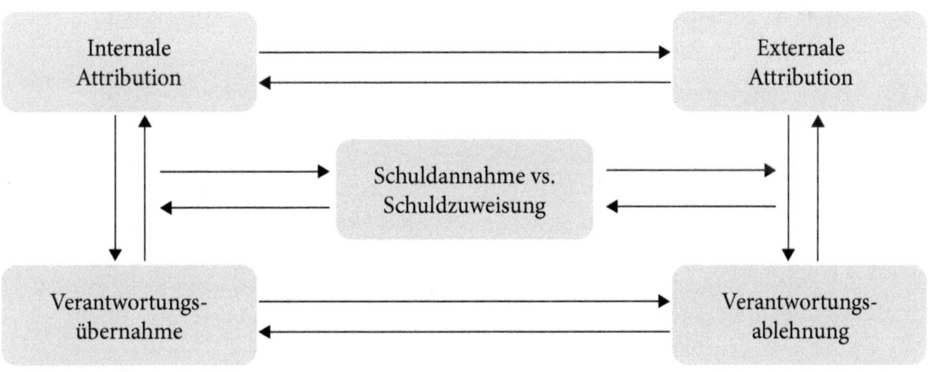

Abbildung 11.1 Zusammenhang von Attributionsstil, Verantwortungsübernahme und Schulderleben

Stühlearbeit. Das Dilemma birgt einen in sich geschlossenen Kreislauf und auch die Gefahr, dass bei erneuter zunehmender Suizidalität der Patientin nicht mehr adäquat gehandelt wird, d. h. eventuell keine Klinikeinweisung erfolgt. Es ist daher wichtig, dem Familiensystem die Verstrickung in die Schuldthematik aufzuzeigen. Im Fall von Frau E. ist es die Mutter, die therapeutische Hilfe sucht. Die therapeutische Arbeit sollte den Fokus darauf legen, den Teufelskreis aufzuzeigen, der aus Schuldannahme und Schuldzuweisung besteht. Die Schuldthematik kann als Teil der depressiven Wahrnehmung benannt werden. Die Verstrickung beinhaltet somit, dass alle Beteiligten das Geschehen durch die Brille der Depression betrachten. Auch hier kann eine Stühlearbeit eine hilfreiche Herangehensweise sein.

Beispiel • Stühlearbeit mit Frau E.

T: Frau E., Sie sehen hier zwei Stühle. Der eine Stuhl steht für die Sichtweise der Depression, in der Sie gemeinsam (Tochter und Mutter) durch die Erkrankung gefangen sein könnten. Der andere Stuhl steht für eine Wirklichkeitswahrnehmung ohne Depression, vielleicht am ehesten als persönliche Intuition zu beschreiben. Ich möchte Sie bitten, sich zuerst in den Stuhl mit der depressiven Wirklichkeit zu setzen und mir nochmals über Ihre geäußerte Angst vor Schuld an der Erkrankung der Tochter oder einem möglichen Suizid der Tochter zu erzählen.

P: *(Setzt sich in den Stuhl und fängt nach kurzem Zögern an zu erzählen)* Ich habe alles falsch gemacht. Hätte ich meine Tochter damals nicht in die Psychiatrie eingewiesen, dann würde es ihr heute besser gehen. Vermutlich habe ich jetzt Schuld daran, wie es ihr geht. Zudem denke ich, dass ich sie auf keinen Fall nochmals vorsorglich einweisen lassen darf. Das würde sie mir nie verzeihen. Gleichzeitig könnte es aber sein, dass sie sich umbringt und ich habe nicht reagiert, habe stattdessen dabei zugeschaut. Dann bin ich schuld an ihrem Tod, weil ich ihn nicht verhindert haben. Ach, ich weiß auch nicht, vermutlich mache ich einfach alles falsch.

T: Frau E. spüren Sie nochmals kurz nach, wie das Gesagte auf Sie wirkt. Dann möchte ich Sie bitten, dass Sie den Stuhl wechseln und Sie zu Ihrem inneren nicht depressiven Ich Kontakt herstellen und aus der Sicht heraus Ihre Gedanken formulieren. Sie tauschen die depressive Sichtweise durch Ihre eigene persönliche Wahrnehmung eines eher gesünderen Ichs.

P: *(Wechselt den Stuhl und fängt langsam und stockend an zu berichten)* Es war eine Entscheidung für Behandlung, für Schutz und Gesundung, als ich meine Tochter fürsorglich einweisen ließ. Tatsächlich hatte ich große Hoffnung, dass die Behandlung erfolgreich sein könnte. Es war traurig zu sehen, dass sie alle Angebote ablehnte und als es ihr etwas besser ging, hat sie auf eigene Verantwortung die Klinik wieder verlassen. Ich sehe, dass es ihr weiterhin schlecht geht, dass diese Erkrankung potentiell tödlich verlaufen könnte. Ich werde ihr zur Seite stehen und dafür kämpfen, den depressiven Blick nicht vollständig in mir aufzunehmen. Ich möchte mein Augenmerk darauf richten, wo ich hilfreich sein kann und wo nicht.

Die Übung soll Frau E. dabei unterstützen, immer wieder zu ihrer nicht depressiv gefärbten Wahrnehmung zurückzukehren. Sie soll dafür sensibilisiert werden, welche Verstrickungen in die Erkrankung für das gesamte Familiensystem möglich sind und dass es nicht einfach ist, in einer dauerhaft depressiv gefärbten Atmosphäre einen klaren Blick zu behalten.

11.4 Suizid eines Angehörigen: Schuldgefühle als Trauerreaktion

Der tatsächlich vollzogene Suizid einer Patientin ist ein einschneidendes kritisches Lebensereignis für Angehörige und natürlich auch für Therapeutinnen. Dabei sind eine Vielzahl von Emotionen eine häufige Folge, wie z. B. Schuld, Scham, Sorge um Mitverantwortung und damit Gefühle der Angst, Trauer, Wut, das Gefühl der Zurückweisung und des Verrats sowie die Sorge um mögliche Stigmatisierung. In der Arbeit mit Angehörigen ist es wichtig, diese Gefühle und Gedanken herauszuarbeiten, da sie den Trauerprozess nachhaltig beeinflussen können und das Entwickeln einer anhaltenden Trauerstörung begünstigen können. Schuldgefühle bei Angehörigen nach Verlust durch Suizid beinhalten häufig die Sorge, etwas nicht bemerkt zu haben, die Ernsthaftigkeit der Situation unterschätzt zu haben oder gar ein Mitauslöser für suizidales Handeln gewesen zu sein, z. B. wenn es zuvor zu einer Auseinandersetzung oder Trennung kam oder mögliche Wünsche und Bedürfnisse verwehrt wurden (Wagner & Hofmann, 2020).

Fallbeispiel • Herr N. schildert folgende Situation über seine vor einem Jahr verstorbene Tochter:

P: Unsere Tochter war schon als Kind einfach ein bisschen anders. Sie spielte gerne für sich und war eher zurückhaltend und scheu, wenn andere Kinder auf sie zugingen. Dabei fiel sie bereits früh als sehr intelligentes Kind auf, sodass wir lange dachten, dass sie einfach Zeit bräuchte und vielleicht den anderen Kindern kognitiv überlegen sei. In der Grundschule konnte sie eine Klasse überspringen, auch im Gymnasium fiel sie durch sehr gute Leistungen auf. Sie hatte ein paar wenige Freundinnen und war auch musisch begabt, sodass sie sich aus unserer Sicht immer mehr in Gruppen eingliederte. Meine Frau fing auch wieder an zu arbeiten und ich selbst war sehr engagiert im Beruf und wenig zu Hause. Für mich zählten die guten Leistungen und die brachte sie immer, sodass ich mir keine Sorgen machte. Als mich meine Frau darauf hinwies, dass sie immer trauriger werde, habe ich das anfangs relativiert und auf ihre Funktionalität hingewiesen. Zu Studienbeginn zog sie auf ihren ausdrücklich geäußerten Wunsch in eine andere Stadt. Von diesem Zeitpunkt an, entwickelte sie zunehmend Ängste und der depressive Rückzug nahm zu. Meine Frau und ich waren alarmiert. Wir halfen ihr bei der Suche nach einer Psychotherapeutin. Die Stunden bei der Therapeutin schienen ihr gut zu tun. Sie konnte ihr Studium durchziehen und gerade kurz vor ihrem Tod begann sie die Arbeit an einer Dissertation. Sie hatte die Therapie schon seit einiger Zeit beendet. Mir schien es, als hätte sie ein stabileres Leben aufgebaut. Wir haben sehr oft telefoniert und die Kontakte waren für mich

11

immer harmonisch, auch hatte ich den Eindruck, sie berichtete von der neuen Promotionsstelle eher freudig angetan. Daher kam die Nachricht für mich vollkommen unerwartet. Als Pharmazeutin wusste sie genau, welche Medikamente potentiell todbringend sind und hat sich schließlich mit Tabletten umgebracht. Sie wurde am folgenden Tag in ihrer Wohnung aufgefunden, nachdem meine Frau und ich öfter versucht hatten, sie zu erreichen und schließlich die Polizei informiert hatten. Wir bleiben so beschämt und schuldig zurück. Ich habe mich wohl all die Jahre viel zu wenig um ihr Wohl gekümmert, ihre guten Leistungen haben mich so stolz gemacht und blendeten den klaren Blick. Wir haben ihre wahre Not nicht gesehen. Es zerreißt mir auch das Herz, dass sie allein tot in ihrer Wohnung lag, bevor sie jemand gefunden hat. In ihrem Abschiedsbrief stand nur, dass sie sich so sehr einen Partner wünschte, sich auch unglücklich verliebt hatte, aber keine Hoffnung und keine Zuversicht hatte, dass es ihr gelingen könnte, eine Beziehung zu führen. Wir haben wohl nie wirklich zugehört. Ich weiß nicht, wie ich mir je verzeihen kann, dass ich nicht sehen wollte, was sie wirklich vermisste und was wirklich in ihr vorging.

Suche nach Erklärung und Erleben von Bindung. Die von Herrn N. erlebte Schuld scheint sich im gesamten Therapieraum auszubreiten und wird in ihrer Schwere und Nachhaltigkeit spürbar. Es mutet an, als wäre Herr N. in einer nachträglichen Bewertungshaltung gefangen. Die Tatsache, selbst in ein dynamisches Geschehen und dessen Regeln verstrickt gewesen zu sein, wird von ihm zu diesem Zeitpunkt nicht gesehen. Die Wertungen des aktuellen Ichs, welches zurückblickt und dann scheinbar zielsicher weiß, was das damalige Ich hätte tun sollen oder nicht tun sollen und was es hätte bemerken und wissen müssen, was vor allem richtig gewesen wäre, ist im Denken bestimmend und ein Nährboden der erlebten Schuld. Dabei fällt auf, dass Herr N. viel Verantwortung für den Tod der Tochter übernimmt und sich in Gedankenschleifen immer mit »Hätte«- und »Wenn«-Gedanken auseinandersetzt. Dahinter steckt die Annahme, dass bei richtiger Zuwendung und richtigen Handlungsschritten der Eltern der Suizid hätte verhindert werden können. Er fühlt sich schuldig. Dahinter steht auch das große Bedauern, dass sein Beruf ihm viel Zeit abverlangt hat. Er wirft sich vor, dass er sich von der hohen Leistungsfähigkeit der Tochter hat blenden lassen und er scheinbar die dahinterliegende emotionale Einsamkeit und Not nicht ausreichend wahrgenommen hat.

Schulderleben kann in diesem Zusammenhang als Versuch gesehen werden, wesentliche Grundbedürfnisse z. B. nach Bindung und Kontrolle zu stärken. Die betroffenen Angehörigen bleiben mit den Fragen nach dem Warum und Wieso zurück, sie fühlen sich ohnmächtig und der Kontrolle beraubt. Sie versuchen verzweifelt, eine Bindung zum verlorenen Angehörigen aufrechtzuerhalten.

Multimodaler Ansatz bei der Begleitung von Angehörigen

Es wird ein multimodaler Ansatz empfohlen, der individuell an die Bedürfnisse der trauernden Angehörigen angepasst werden kann. Eine ausführliche Auseinandersetzung mit der Thematik ermöglicht Wagner (2019) mit seinem Buch *Psychotherapie mit*

Trauernden. Grundlagen und therapeutische Praxis. Es spielen die Vermittlung von Informationen zum präsuizidalen Syndrom sowie über Trauerreaktionen von Angehörigen nach Verlust durch Suizid eine Rolle. Aber auch Expositionsverfahren, die Arbeit mit IRRT oder kognitive Umstrukturierung können wesentliche Interventionsmodule darstellen (Wagner, 2019).

Im Umgang mit Schuld kann der Fokus auf die angesprochenen Grundbedürfnisse und darauf fokussierte Interventionen hilfreich sein.

Das Bedürfnis nach Erklärungszusammenhängen. Schulderleben scheint für Angehörige von Suizidopfern häufig sinnvoll. Gleichzeitig stehen Gefühle wie Ohnmacht, Beschämung, große Trauer und zeitweise auch Ärger im Vordergrund. Es kann für Angehörige hilfreich sein, Informationen über Erkrankungen wie z. B. Depression oder Psychose zu erhalten, um das Verhalten des Verstorbenen in seiner Gesamtheit erfassen zu können. So kann der Suizid im Rahmen eines möglichen Krankheitsgeschehens gesehen werden, der oftmals von Begleitern nur noch schwerlich beeinflussbar ist.

Das Bedürfnis nach Macht und Kontrolle. Das Grübeln darüber, ob man es hätte verhindern können, wenn man sich mehr Zeit genommen hätte, vielleicht noch einmal am Abend telefoniert hätte, ist Ausdruck des Versuchs, nachträglich Kontrolle zu erlangen. Hier können Dialoge im Sinne des sokratischen Dialogs im Ringen um eine innere Haltung hilfreich sein.

Der folgende therapeutische Dialog mit Herrn N. soll beispielhaft eine diesbezügliche Interaktionssequenz aufzeigen.

Beispiel • Das Ringen um eine innere Haltung: Herr N.

T: Glauben Sie, dass Ihr Einfluss auf Ihre Tochter so groß war, dass ein Telefonat mit Ihnen sie von ihrem Entschluss abgehalten hätte?

P: Vielleicht wäre es möglich gewesen.

T: Wenn Sie an Ihre Telefonate denken, haben Sie da bemerkt, dass Ihre Tochter an Suizid denkt?

P: Nein, tatsächlich nicht.

T: Was hätten Sie gebraucht, um es bemerken zu können?

P: Sie hätte mir tatsächlich einen Hinweis geben müssen, eine Andeutung.

T: Gab es solche Andeutungen?

P: Leider nein.

T: Haben Sie Ihrer Tochter mit Gesten gezeigt, dass sie Ihnen wichtig ist?

P: Ja, ich dachte es zumindest. Ich habe versucht, mich sehr zu interessieren, habe ihr zum Abschied gesagt, dass wir sie liebhaben, mich erkundigt, wann wir uns wiedersehen.

T: Das haben Sie auch bei Ihrem letzten Telefonat getan?

P: Ja, natürlich.

T: Vielleicht war es schon nicht mehr möglich, Ihre Tochter zu erreichen.

P: Mit dem, was ich wusste und mit den Ritualen, die wir hatten, tatsächlich nicht mehr.

T: Es ist traurig, so ohnmächtig zurückzubleiben.

P: Ja, sehr!

Das Bedürfnis nach Bindung zur verstorbenen Person. Schuldgefühle stehen dafür, dass weiterhin eine Beziehung zur verstorbenen Person erlebbar ist, als könnte man damit das Vergessen der Person vereiteln oder auch die Intensität und Nähe der erlebten Beziehung erhalten. Hier kann es hilfreich sein, sich an gute und schöne Dinge zu erinnern, z. B. im Rahmen einer Lebenslinienarbeit, die die gelebte Zeit mit dem verstorbenen Angehörigen abbildet. Anhand von Fotos, Erinnerungssymbolen und wichtigen Beziehungssätzen kann die Lebenslinie ausgestaltet werden. Durch das Erzählen des gelebten gemeinsamen Alltags in der Vergangenheit, kann die Beziehung in all seinen Facetten erinnert werden.

Arbeit mit Trauer und Schuldgefühlen in Anlehnung an IRRT. Im Fall von Herrn N. wurde sehr deutlich, dass er sich schuldig fühlte, da er den Eindruck hatte, sich nicht genügend um seine Tochter gekümmert zu haben. Er machte sich den Vorwurf, sie allein gelassen zu haben in ihrer emotionalen Not. Dabei wurde deutlich, dass eine kognitive Arbeit für ihn nicht ausreichend zielführend war, da er immer wieder betonte, dass sich das Erleben von Schuld bei aller Einsicht immer wieder aufdrängt. Er hatte ein großes Bedürfnis, in eine Art Klärung und Auseinandersetzung mit der Tochter treten zu wollen. Da der Fokus auf interpersonellen Beziehungsthemen lag, wurde angelehnt an die Therapie mit Trauernden gemäß dem IRRT gearbeitet. Gerade das Bedauern hinsichtlich der zurück liegenden Beziehungsgestaltung, das Erleben von Schuld- und Wutgefühlen gegenüber der verstorbenen Person sowie ungeklärte offene Angelegenheiten können hierbei ausgedrückt werden (Köster et al., 2020). Es kann ein imaginierter Dialog mit dem verstorbenen Angehörigen geführt werden, der es ermöglicht, Gefühle, Gedanken und Wünsche auszusprechen. Das folgende Beispiel beschreibt einen therapeutischen Dialog, angelehnt an die Arbeit mit IRRT.

Beispiel • Mit IRRT arbeiten: Herr N.

T: Herr N., ich möchte mit Ihnen, wie bereits besprochen, eine Imaginationsübung durchführen, in der Sie mit Ihrer Tochter in einen Dialog eintreten können. Wir möchten vor allem die Beziehungsthemen Schuld und Bedauern betrachten. In der Imagination werde ich Sie auffordern, sich Ihre Tochter vorzustellen, als wäre sie heute anwesend. Versuchen Sie die Situation in der Gegenwartsform zu schildern. Sie können hierfür die Augen schließen, um dadurch die Vorstellungskraft zu intensivieren. Bitte geben Sie mir ein Zeichen, wenn Sie starten möchten.

P: Ich bin bereit.

T: Herr N., bitte stellen Sie sich in Gedanken eine Begegnung mit Ihrer Tochter vor, in der Sie miteinander ins Gespräch kommen.

P: Ich sehe sie in ihrem Lieblingspulli, der ist beige und sehr weit, eigentlich viel zu groß. Wir sitzen im Café, meine Tochter geht öfter mit mir ins Café, wenn ich zu Besuch bin. Sie trägt eine dazu farblich passende Hose. Die flachsblonden Haare fallen offen auf ihre Schultern. Sie schaut mich nicht an, sie blickt auf ihre Hände. Meist sucht sie keinen Blickkontakt.

T: Herr N., gibt es etwas, dass Sie Ihrer Tochter sagen möchten, oder was Sie sie gerne fragen würden?

P: Ich würde sie gerne fragen, ob sie sich speziell von mir allein gelassen gefühlt hat und ob sie mir etwas von ihrem Schmerz erzählen könnte, den sie erlebt hat.

T: Können Sie ihr das direkt sagen?

P: Habe ich dich zu sehr allein gelassen? Tatsächlich habe ich viel gearbeitet und mich von deinen guten Leistungen dahingehend blenden lassen, sodass ich davon ausging, dass es dir gutgeht. Willst du mir ein bisschen von deinem Schmerz erzählen?

T: Wie würde Ihre Tochter darauf reagieren, wenn sie könnte? Versuchen Sie es in direkter Rede wiederzugeben.

P: Ich vermute, sie würde verschämt wegschauen. Dann würde sie sagen: ›Papa, mach dir nicht so viele Gedanken. Ich habe mich tatsächlich schon immer sehr allein gefühlt, aber nicht, weil ihr nicht da gewesen seid, sondern weil ich keine Freunde gefunden habe. Darüber haben wir doch immer wieder gesprochen. Ihr habt versucht, mir verschiedenste Angebote zu machen und mich auch in jüngerem Alter oft begleitet. Den Beginn einer Therapie habt ihr vorgeschlagen und mich dabei unterstützt. Ich selbst hätte vermutlich nicht danach gesucht. Ich wollte so gerne sein wie alle, aber der Weg war so anstrengend, für mich nicht zu bewältigen.‹

T: Wie würden Sie gerne darauf reagieren?

P: Ich bin traurig, dass wir nicht mehr Zeit miteinander verbracht haben und ich bedaure sehr, dass wir nicht bemerkt haben, wie groß deine Verzweiflung ist. Ich hätte so gerne mit dir überlegt, wie du aus diesem inneren Dilemma herauskommst.

T: Was denken Sie, wie würde Ihre Tochter darauf reagieren?

P: Meine Tochter würde vielleicht sagen: Wir haben doch im letzten Sommer eine große gemeinsame Reise gemacht, ich habe doch gesehen, dass ihr wolltet, dass es mir gutgeht. Die inneren Blockaden hättet ihr nicht lösen können, es fühlte sich so an, dass es niemand lösen kann. Ich habe für mich meinen Weg gewählt und ich möchte, dass ihr meinen Entschluss respektiert.

T: Möchten Sie Ihrer Tochter noch etwas mitgeben, bevor Sie diese Begegnung allmählich auflösen?

P: Ich möchte deinen Entschluss respektieren. Ich möchte, dass du weißt, dass ich immer für dich da sein werde, immer …

Diese Vorstellungsübung kann vorhandene Gefühle nicht aufheben oder ungeschehen machen. Aber gerade in der Nacharbeit ist es möglich, dass vielleicht neue Gedanken und Einsichten erarbeitet werden können, die den Prozess der weiteren Integration der Gefühle in die Bewältigung der Trauer und in das Sich-Einlassen in die aktuelle Lebenssituation begünstigen können. Die Nacharbeit der Imaginationsübung wird in dem folgenden Beispieldialog dargestellt.

Beispiel • Imaginationsübung als Nacharbeit: Herr N.

T: Wie haben Sie die heutige Imagination erlebt?

P: Ich konnte mir meine Tochter sehr gut vorstellen. Die Situation im Café war sehr präsent und realistisch.

T: Gab es etwas, was Sie in der Imagination überrascht hat?

P: Tatsächlich war ich überrascht, dass es mir recht leichtfiel, mich in meine Tochter einzufühlen. Ich spürte, wie sehr sie sich Kontakt wünschte und da fiel mir auf, dass ich auch früher, als sie noch kleiner war, sehr mit ihr gefühlt habe, dass es so schwierig war für sie. Irgendwie wurde mir deutlich, dass ich von diesem erlebten Schmerz gar nicht so weit entfernt war, wie ich dachte, dass er mir doch sehr vertraut war.

T: Wie gehen Sie aus der heutigen Sitzung?

P: Nachdenklich, ich glaube, ich möchte mir die Beziehung mit meiner Tochter nochmals unter einem anderen Blickwinkel vor Augen führen. Möchte mich mehr als ihren Begleiter sehen, möchte darum trauern dürfen, dass sie den Weg zu den Menschen nicht finden konnte.

Fazit

Schulderleben bei Zwangsstörungen (Fallbeipiel Herr I.)
Therapeutische Intervention: Interventionen aus dem ACT werden als zielführend benannt, vor allem um die Entschmelzung von Gedanken und Handlungsimpuls zu veranschaulichen.

Traumafolgestörung bei erlebter interpersoneller Gewalt und Erleben von Schuld und Scham (Fallbeispiel Frau Z.)
Therapeutische Intervention: Vorgeschlagen werden Interventionen, die kognitive und imaginative Aspekte verknüpfen und den Aspekt der wohlwollenden Selbstbegleitung stärken, z. B. IRRT oder ein transdiagnostischer Ansatz der Metta-Meditation.

Teufelskreis von Schuldannahme und Schuldzuweisung am Beispiel eines Familiensystems mit einer depressiven Angehörigen (Fallbeispiel Frau E.)
Therapeutische Intervention: Stühlearbeit, die Beeinflussung durch die depressive Wahrnehmung erkennen und die gesündere Wahrnehmung der Situation stärken.

Schulderleben bei Suizid eines Angehörigen (Fallbeispiel Herr N.)
Therapeutische Interventionen: Psychoedukation, Erarbeiten von Erklärungszusammenhängen, Sokratischer Dialog, um eigene Ohnmacht erfahrbar werden zu lassen, Trauerarbeit angelehnt an das Vorgehen von IRRT mit Trauernden.

12 Therapeutische Herangehensweise bei der Vermittlung von Schuldkompetenz und Verantwortungsübernahme

Abgrenzung Schuldfähigkeit zu Schuldkompetenz. Der Begriff der Schuldfähigkeit findet vor allem im strafrechtlichen Sinne Verwendung. Dort spielt er eine wesentliche Rolle, da die Einschätzung der Schuldfähigkeit maßgeblich dafür ist, ob eine Verurteilung erfolgen kann. Der Gesetzgeber geht von Schuldfähigkeit aus, wenn der Täter die Fähigkeit zur Einsicht und zur Steuerung hat. Teilweise spricht man auch in der Psychotherapie von der Erarbeitung der Schuldfähigkeit bei Patientinnen. Gemeint ist hier das Tragen von Schuld, die adaptiv oder maladaptiv sein kann, aber nur in seltenen Fällen mit strafrechtlicher Konsequenz assoziiert wird. Um hier eine Abgrenzung zum Begriff der Schuldfähigkeit im strafrechtlichen Sinn zu setzen, wird fortlaufend eher von der Erarbeitung der Schuldkompetenz gesprochen (Stauss, 2015). Hier liegt der Schwerpunkt im Aufbau von Skills, um Schuld zu tragen und bewältigen zu lernen, was teilweise eine adäquate Verantwortungsübernahme für Lebensentscheidungen erst ermöglicht.

Schuldig werden - ein normales Phänomen im Lebensverlauf

Die Gefühle von Schuld sind nicht nur an Gesetze und gesellschaftliche Normen und Regeln gebunden, sondern stehen in engem Zusammenhang mit eigenen persönlichen Prägungen. Daher ist erlebte Schuld meist sehr individuell und scheint in einer existentiellen Sicht bedeutsam. Da unser Leben von einer Kette von Handlungen und Entscheidungen geprägt ist, kann niemand schuldlos bleiben, weil in all diesem Tun immer wieder auch Fehler möglich sind und letztlich die Konsequenzen für andere nicht vollständig abschätzbar. So ist es denkbar, dass wir schuldig werden, auch wenn wir moralisch wichtige und gute Ziele verfolgen, da diese für die einen Gutes bringen und die Wünsche anderer dadurch frustriert werden. Der Wunsch danach, von Schuld befreit zu werden, zeigt sich geschichtlich in religiösen und spirituellen Riten und findet schließlich auch Ausdruck in der Psychotherapie. Menschen versuchen, durch das Aussprechen ihrer erlebten Schuld, Verständnis und Entlastung zu erlangen oder selbst Einsichten zu gewinnen, die es ermöglichen, eigene Schuld zu tragen.

Haltung der Therapeutin. Was könnte es daher bedeuten, wenn wir in der Psychotherapie davon sprechen, Fertigkeiten zu erwerben, um mit Schuld umzugehen und dadurch Verantwortungsübernahme für sich und die eigenen Entscheidungen zu stärken? Im therapeutischen Prozess erleben wir, dass die Patientinnen unter ihrer erlebten Schuld leiden, sich teilweise darin verstricken oder in eine Haltung der Abwehr geraten, die ebenfalls eine Sackgasse bedeuten kann. Dabei möchten die Patientinnen in ihrem

Schulderleben ernstgenommen werden und nicht durch einfache Beruhigung letztlich allein gelassen werden. Die Herausforderung für jede Therapeutin besteht darin, sich selbst nicht als das Gewissen oder den moralischen Kompass dessen zu zeigen, was richtig und falsch ist. Die Therapeutin muss weder Anklägerin, Verteidigerin oder Seelsorgerin sein, sondern den Prozess der Verarbeitung mit anstoßen und in einem Halt gebenden Sinne begleiten. Gerade die Verantwortungsübernahme für sich und andere, das darin liegende Gestalten und Entscheiden, kann mit sich bringen, dass Kompetenzen erworben werden, um einer weitreichenden Verantwortung gerecht zu werden. Dies wird anhand des folgenden Fallbeispiels der 37-jährigen Frau D. deutlich:

Fallbeispiel • Frau D.: Verantwortungsübernahme statt Schulderleben

P: Meine Mutter ist bereits seit vielen Jahren an einer frühen Form der Demenz erkrankt. Es war seit langem für uns alle zunehmend eine schwierige Situation. Die Mutter hat sich ausdrücklich gewünscht, während des gesamten Krankheitsverlaufs zu Hause bleiben zu können. Viele Jahre bemühten wir uns, diesem Wunsch gerecht zu werden. Schließlich habe ich das Elternhaus verlassen, eine Ausbildung gemacht, geheiratet und ein Kind bekommen. Mein Vater war mit der zunehmend immer kränker werdenden Mutter überfordert und hat mich gebeten, die Mutter in unserem neuen Haus aufzunehmen. Ich habe dem zugestimmt, da ich den Eindruck hatte, sonst gegenüber meiner Mutter, vor mir und der Welt schuldig zu werden und auch gegenüber meinem Vater eine Verpflichtung zu haben. Meine Mutter war durch die neue Umgebung deutlich verwirrter. Es kam zu schwierigen Situationen, auch machte ich mir aufgrund der nicht mehr klaren Steuerungsfähigkeit meiner Mutter Sorgen um meine eigene kleine Tochter. Ich beschloss, die Aufnahme der Mutter in einem für Demenz spezialisierten Pflegeheim. Immer wieder weint sie heftig, wenn ich sie besuche und bittet darum, dass sie doch wieder mit nach Hause kommen darf. Ich habe mich entschieden, dass ich dies nicht mehr tun werde und dennoch plagen mich oft Zweifel und Schuldgefühle. Manchmal gelingt es mir, diese Entscheidung in einem größeren Geschehen von Verantwortung zu sehen, die ich auch für mich und meine Familie habe. Ich sehe es inzwischen als meine Lebensherausforderung, die von mir erlebte Schuld zu tragen und wünsche mir hierfür eine therapeutische Begleitung und Unterstützung. Ich möchte nicht, dass die Schuldgefühle mein innerseelisches Wohlbefinden und meine Freude an meiner eigenen Familie und meinem eigenen Leben nachhaltig beeinträchtigen.

Was den Aufbau von Schuldkompetenz in der Therapie anbetrifft, so geht es im weitesten Sinne darum,

- Verantwortung für Entscheidungen und Handlungen zu übernehmen, die in ihrer Konsequenz von möglichen eigenen Wertewelten abweichen
- Akzeptanz für die eigenen Grenzen und die eigene Fehlbarkeit aufbauen
- Verantwortung für die möglichen Konsequenzen des eigenen Handelns für andere tragen
- Das Streben nach einem gewissenhaften Selbst als solches wertschätzen und die Grenzen dessen annehmen

Schuldgefühle sind Alltagsbegleiter und können viele Themen umfassen. Diese Themen beschäftigen sich damit, dass man nicht den einzelnen Rollen in der Gesellschaft gerecht wird. Die Komplexität der Erwartungen an die einzelnen Rollen z. B. als Mutter oder Vater führt auch hier zu Überforderungsgefühlen oder schlechtem Gewissen, wenn die Überzeugung vorhanden ist, den eigenen Ansprüchen oder den gesellschaftlichen Ansprüchen nicht gewachsen zu sein (»Mom Guilt« oder »Dad Guilt«). Dies ist meist gekoppelt an die Rollenvielfalt. Die Tatsache eigener Begrenzung hinsichtlich Zeit, Kraft, Möglichkeit und Motivation birgt in sich, dass sowohl eigene Ansprüche und Werthaltungen und die Ansprüche und Werthaltungen der Bezugspersonen nicht immer den Idealvorstellungen entsprechen können. Sich abgrenzen zu können, sich ablösen zu dürfen sowie sein Leben lösungsorientiert zu führen, sind wesentliche Fertigkeiten, um vorhandene Gewissensbisse und damit zusammenhängende Schuld zu bewältigen. Es soll daher kurz auf mögliche Strategien des Aufbaus von Fertigkeiten zur Stärkung der Schuldkompetenz eingegangen werden. Dabei kann der Aufbau folgender Fertigkeiten hilfreich sein:

(1) Erkennen zugrunde liegender weiterer Emotionen und Gedanken und diesen einen Raum geben.

(2) Erkennen der Prägungen, die den Schuldgefühlen zugrunde liegen und ihnen im Lebensverlauf eine Sinnhaftigkeit verleihen.

(3) Stärkung erwachsener Ich-Anteile, sodass Schuldgefühle in ihrer emotionalen Dimension und ihren zugrunde liegenden Grundannahmen verstanden und bewertet werden können, um letztlich damit umgehen zu können.

(4) Radikale Akzeptanz erlernen, um die in einem bestimmten Lebenszeitraum für sich getroffenen Entscheidungen auch zu einem späteren Zeitpunkt so stehen lassen zu können. Dies beinhaltet, auch wertschätzen zu lernen, für was man die Entscheidung getroffen hat.

(5) Die inneren Ankläger in ihrer Rolle wahrnehmen und versuchen, sie als Teil eines gesamten Geschehens zu sehen und ihnen gleichzeitig mit Empathie zu begegnen. Eine mögliche Aussöhnung verschiedener Ich-Anteile anstreben, ohne dadurch vorhandenes Schulderleben zu invalidieren, um letztlich eine Entmachtung zu begünstigen.

12.1 Zulassen zugrunde liegender Emotionen

Die primären Gefühle erfragen. Schuldgefühle gehören zu den Emotionen, die häufig als unangenehm bewertet werden und die in ihrer direkten Wahrnehmung gerne gemieden werden. Dabei ist es wichtig, den primären Gefühlen, die durch das Gefühl verdeckt werden, Aufmerksamkeit zu schenken. Es ist ratsam, ihnen im therapeutischen Prozess eine angemessene Beachtung zu geben. Das Erkennen der dahinterstehenden Gefühle und Motivationen erlaubt es, eine höhere Akzeptanz aufzubauen. Trauer kann z. B. Schulderleben auslösen und gleichzeitig können Schuldgefühle auf die Gefühle der Trauer und des Bedauerns hinweisen. Ist das eigene Verhalten für andere Mitmenschen eher nachteilig oder mit Frust verbunden, so kann das zum Erleben von Schuld führen. Die anderen Menschen empfinden jedoch gleichzeitig Bedauern und Scham dafür, keine Hilfe sein zu können und dem eigenen Selbstbild nicht genügen zu können. Allein die sprachliche Umformulierung kann hilfreich sein, wenn gleichzeitig bewusstwerden durfte, welche Gefühle dahinterstehen. Folgende Fragen können hilfreich sein:

- Welche Situationen führen zum Erleben von Schuld?
- Welche Gedanken begleiten Sie, wenn Sie sich schuldig fühlen?
- Welche zusätzlichen Emotionen begleiten Sie, wenn Sie Schuld wahrnehmen?
- Welche Körperempfindungen sind spürbar, wenn Sie sich schuldig fühlen?
- Welche Reaktion zeigen Sie auf der Verhaltensebene, wenn Sie sich schuldig fühlen?

Umformulierungen unter Berücksichtigung der Primäremotionen. Bei der Betrachtung der weiteren Gefühle werden häufig Gefühle des Bedauerns, der Traurigkeit, der Scham und der Angst erwähnt. So ist es z. B. traurig, wenn eigenes Verhalten scheinbar für andere ungute Konsequenzen hatte.

Die Identifikation möglicher Trauer oder des Bedauerns kann dazu führen, dass diese Gefühle in den Vordergrund gerückt werden können. Sprachlich kann dies auch erfolgen, indem die Patientin angehalten wird, entsprechende Umformulierungen konkret auszuprobieren.

Ausgangsformulierung	Umformulierung
Ich fühle mich schuldig, dass ich durch meine gestresste Lebenssituation weniger Zeit für meine Kinder hatte, als ich wollte.	Ich fühle mich traurig und bedauere es, dass ich durch meine gestresste Lebenssituation weniger Zeit für meine Kinder hatte, als ich wollte.
Ich fühle mich schuldig, dass ich meine Frau so verletzt habe, indem ich mich auf die Beziehung mit einer anderen Frau eingelassen habe.	Ich schäme mich und bin traurig darüber, dass ich meine Frau so verletzt habe, indem ich mich auf die Beziehung mit einer anderen Frau eingelassen habe.

Diese recht einfache kognitive Übung dient dazu, die Vielzahl der Gefühle sprachlich in der erlebten Ausgangssituation zu repräsentieren.

Übung • Imaginationsübung: Frau D.

Zusätzlich kann auch im Sinne der Achtsamkeit und Selbstfürsorge ein imaginativer Raum gefunden werden, um sich mit dem bestehenden Gefühl auseinanderzusetzen. Dies kann in einer imaginativen Arbeit angeleitet werden, die sich beispielsweise in folgender Form äußern könnte:

T: Frau D. Sie haben mir von Ihren Schuldgefühlen berichtet, die im Rahmen Ihrer Entscheidung auftraten, Ihre Mutter in ein Pflegeheim zu bringen. Ich möchte Sie gerne zu einer Imaginationsübung einladen, die es ermöglicht, die dahinterliegenden Gefühle zu betrachten. Bitte nehmen Sie eine Körperhaltung ein, die Sie für sich als angenehm empfinden. Wenn es Ihnen leichtfällt, dann schließen Sie die Augen, da dadurch die Konzentration auf die innere Vorstellungswelt erhöht wird. *(Längere Pause)*. Stellen Sie sich im Folgenden vor, dass Sie einen Garten betreten. In diesem Garten befinden sich verschiedene Sitz- und Liegemöglichkeiten, z. B. ein Liegestuhl, eine Hängematte, ein Korbsessel usw., was immer Ihnen hierzu einfällt. Diese Möbel im Garten stehen jeweils für ein bestimmtes Gefühl. Wenn Sie sich nun die Situation mit Ihrer Mutter und Ihre eigene getroffene Entscheidung erneut vorstellen, so kommen Sie mit verschiedenen Gefühlen in Kontakt, die in dieser Situation anwesend sind. Versuchen Sie den Blumenstrauß möglicher Gefühle für sich zu entdecken. *(Längere Pause)*. Versuchen Sie in ihrem Vorstellungsbild jedem der Gefühle ein Möbelstück zuzuordnen, z. B. kann ein Gefühl symbolisch in der Hängematte verankert sein, ein Gefühl im Korbsessel etc. Wählen Sie dann für sich ein Gefühl mit dem zugeordneten Möbelstück aus und setzen sich in diese Sitz- oder Liegemöglichkeit. Versuchen Sie die darin verankerte Emotion ganz in sich aufzunehmen, als willkommen zu begrüßen und sich in Ihrem Körper ausbreiten zu lassen. *(Längere Pause)*. Nehmen Sie sich die Zeit, die Sie brauchen, um dieses Gefühl ganz genau wahrnehmen zu können und wandern Sie dann in Ihrem Tempo zu einer anderen Sitzmöglichkeit und einem weiteren Gefühl. Tun Sie das während der Stille und nutzen Sie die Zeit. *(Längere Pause)*. Wenn Sie allmählich den Garten verlassen möchten, geben Sie mir mit der Hand ein Zeichen. Dann kehren Sie in Gedanken wieder in diesen Raum hier zurück und öffnen allmählich wieder die Augen.

Mit dieser Übung ist es möglich, allen vorhandenen Gefühlen ausreichend Raum zu geben und sie vor allem als wichtig und willkommen zu begrüßen. Gefühle, die anwesend sein dürfen, können leichter in einen Verarbeitungsprozess integriert werden. Es wird möglich, zu erkennen, dass Schuldgefühle repräsentativ für viele zugrunde liegende Gefühle stehen und dass allein durch die Betrachtung der Gefühle schon eine neue Form der Integration in das eigene Erleben erleichtert werden kann.

12.2 Integration des derzeitigen Schulderlebens in die Lebensprägungen

Arbeit mit der Lebenslinie. Akutes oder aktuelles Schulderleben ist mit den eigenen Prägungen eng verknüpft. Die Biografie eigener Schuldgefühle und die Biografie von Verantwortungsübernahme gibt hier wesentlichen Aufschluss darüber, wie die aktuelle Situation eingeordnet werden kann. Dabei ist die Arbeit mit der Lebenslinie eine Möglichkeit, wobei der Fokus auf dem Erarbeiten bisheriger Schuldgefühle im Lebensverlauf gelegt werden sollte. In der Abbildung 12.1 wird das Ausmaß der erlebten Schuldgefühle in Relation zur erlebten Kompetenz der Verantwortungsübernahme gesetzt.

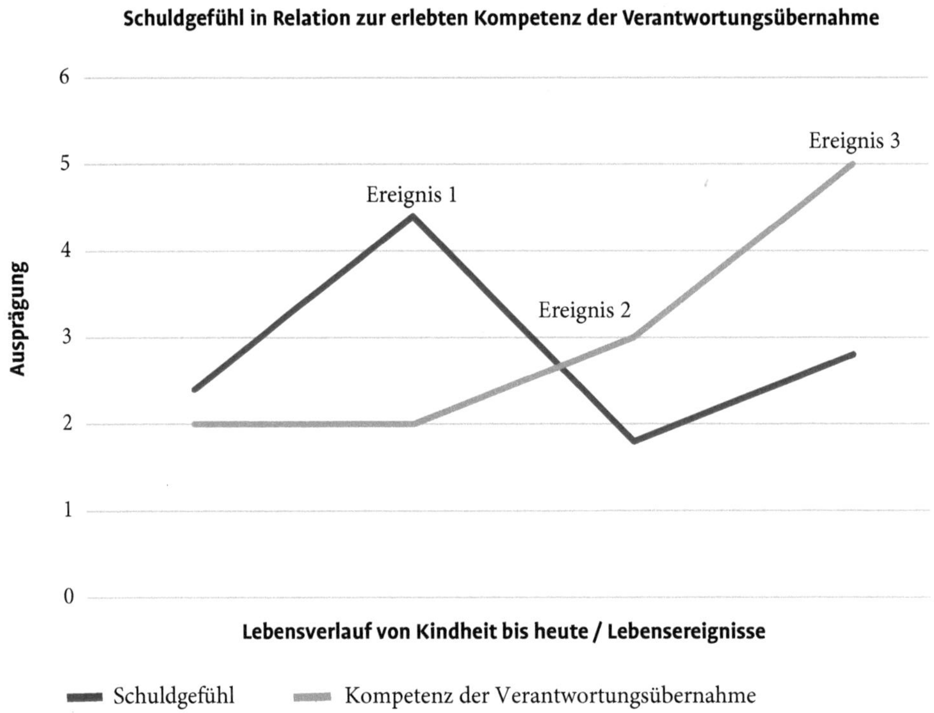

Abbildung 12.1 Darstellung von Schuldgefühl und Verantwortungskompetenz

Fallbeispiel • Frau D.: Der Zusammenhang von Schuldgefühlen und Verantwortungsübernahme

Frau D. berichtet, dass Sie bereits sehr jung in die Entscheidungen bezüglich der Pflege und der Versorgung der erkrankten Mutter eingebunden gewesen sei (Ereignis 1). Der teilweise überforderte Vater sei über die Unterstützung der sehr vernünftigen Tochter recht dankbar gewesen. So habe sie sich anfangs überfordert gefühlt, was in ihr hohes Schulderleben ausgelöst hätte, da sie den Eindruck hatte, der Verantwortung nicht gewachsen zu sein und dabei möglicherweise den Vater zu enttäuschen und der Mutter zu schaden. Allmählich habe sie sich an die Situation gewöhnt und je mehr sie die Verantwortung tragen konnte, je eher gingen die Schuldgefühle auch zurück (Ereignis 2). Der Auszug aus dem Elternhaus habe einen erneuten Anstieg der Schuldgefühle mit sich gebracht, da sie auch hier den Eindruck hatte, den Vater im Stich zu lassen, bis sie merkte, dass ihr Vater mit der Situation doch ganz gut zurechtkommt. Schließlich habe sie ihre eigene Familie gegründet, was dazu geführt habe, dass der Fokus sich verändert habe. Die Geburt der eigenen Tochter habe viel verändert. Es war ersichtlich, dass sie nun nicht nur die Verantwortung für ihre Mutter trage, sondern auch für ihre eigene kleine Familie. Zu ihrer Überraschung habe dies lediglich zu einer geringen Zunahme des Schuldgefühls gegenüber der Mutter geführt (Ereignis 3). Es habe eine Relation bestanden und sie habe bemerkt, dass sie nach vorne schauen müsste, dass ihre Tochter für sie auch beinhaltete, das Augenmerk in die Zukunft zu richten und nicht nur in der Vergangenheit haften zu bleiben. Sie glaube, dass eine Art Gewöhnung, ein Aufbau von Kompetenz für die Verantwortungsübernahmen und eine Relativierung stattgefunden habe, was ihr das heutige Tragen der Verantwortung erleichtere und das Aufkommen von Schuldgefühlen in einem Gesamtzusammenhang ihres Lebens rücke. So habe sie den Eindruck, eigentlich in der Summe mehr Verantwortung für die Familie und auf andere Art auch für die Mutter übernommen zu haben und dennoch hielten sich die Schuldgefühle in einem gewissen Rahmen.

12.3 Schulderleben und seine Funktion als Wächter

Die sich im Laufe einer Biografie entwickelnden Ich-Anteile können sowohl funktionale als auch dysfunktionale Aspekte beinhalten. Adaptive erwachsene Ich-Anteile umfassen einen Katalog möglicher Fähigkeiten, die sich beispielhaft folgendermaßen beschreiben lassen (s. auch Brüderl, 2020):

- Fähigkeit der emotionalen Regulation
- Fähigkeit von Verantwortungsübernahme
- Fähigkeit, adaptive und alternative Lösungen zu generieren
- Fähigkeit, eigene Bedürfnisse und Grenzen selbstfürsorglich wahrzunehmen
- Fähigkeit, die eigene Werteorientierung zu kennen
- Fähigkeit zur Selbstreflektion
- Fähigkeit, eigene destruktive Anteile zu begrenzen und Ressourcen nutzbar zu machen

Adaptive erwachsene Ich-Anteile und deren Einfluss auf Schuldgefühle

In dieser Auflistung zeigen sich viele Aspekte von sozialen und emotionalen Fertigkeiten, die man einem gut entwickelten, inneren Raum zuschreiben kann. Folgende Fertigkeiten sind wesentlich, um mit Schuld eine kompetente Auseinandersetzung zu erzielen und gesunde Erwachsenen-Anteile zu finden und zu stärken:

- sich selbst wahrnehmen können
- sich in seiner erlebten Lebensspanne in Auseinandersetzung mit den gegebenen Umweltbedingungen reflektieren können
- die eigene Werteorientierung kennen
- flexibel adaptive Lösungen finden können
- Aussöhnung mit eigener Fehlerhaftigkeit erzielen

Wächter des eigenen Gewissens. Schulderleben ist häufig einem kritischen Ich zuzuordnen, scheint in der Funktion der Ankläger oder auch eines Wächters aufzutreten, vielleicht mit dem Ziel, das eigene Gewissen zu vertreten oder zu schützen. Diese Schutzfunktion kann in einer bestimmten Situation hilfreich sein, da es davor bewahrt, etwas zu tun, was der eigenen Wertewelt und der Wertewelt anderer widersprechen könnte. Die Fähigkeit, auch schwierige Entscheidungen treffen zu können, welche mit der Antizipation möglicher Schuld einhergeht, wird durch ein flexibles Aktivieren gesunder innerer Erwachsenen-Anteile eher möglich.

Sich in der aktuellen Lebenssituation zu hinterfragen, wann die gesunden erwachsenen Ich-Anteile gute Begleiter darstellen, kann hierfür eine erste therapeutische Übung darstellen. Der folgende Beispieldialog versucht dies bezogen auf das Fallbeispiel von Frau D. zu demonstrieren.

Beispiel • Frau D.: Wächter-Funktion von Schulderleben herausarbeiten

T: Versuchen Sie einmal herauszufinden, wann Sie sich am ehesten in Ihrem gesunden erwachsenen Ich-Anteil befinden.

P: Ich glaube, in der Arbeit gelingt es mir oft gut. Da fühle ich mich kompetent und übernehme Verantwortung. Dann auch im Kontakt zu meiner Tochter. Hier fühle ich mich sehr fürsorglich und empathisch und bemüht, ihr zu helfen, ihre Emotionen zu regulieren.

T: Gibt es Vorbilder oder Personen, die für Sie eine gesunde Erwachsene gut verkörpern?

P: Ja. Meine Großmutter war ein solches Vorbild. Als die Mutter erkrankte, da lebte sie noch und hat uns immer wieder ermutigt, auch unser eigenes Leben im Blick zu behalten. Dann habe ich eine Ausbilderin, die ich als selbstbewusst erlebe und die auch den Mut hat, unangenehme Dinge vor dem Team anzusprechen.

T: Wenn es Ihnen gelingt, Kontakt zu Ihren gesunden erwachsenen Ich-Anteilen aufzubauen, wie merken Sie das? Können Sie das auch körperlich spüren?

P: *(überlegt und spürt nach)* Wenn ich mich mit meinen gesunden inneren Erwachsenen-Anteilen verbunden fühle, dann spüre ich eine innere Kraft und auch etwas Energetisches, so etwas wie ein Kompass, eine klare eigene Haltung zu etwas.

T: Wie viel gesunder Ich-Anteil ist im Kontakt zu Ihrer Mutter anwesend?

P: Das fluktuiert. Es gibt Momente, da fühle ich mich in meiner Haltung und meinen Entscheidungen gegenüber meiner Mutter ganz sicher. Weint sie jedoch und ist traurig, dann fühle ich mich schuldig.

T: Betrachten wir die Schuldgefühle als Wächter Ihres Gewissens, für was stehen diese Wächter?

P: Sie achten darauf, dass ich meinem Anspruch genüge, meine Versprechen einhalte und dass ich niemanden enttäusche, dass ich meine kranke Mutter nicht im Stich lasse, für meinen Vater sorge, aber auch meine Familie nicht vergesse.

T: Wie gut machen die Wächter ihre Aufgabe?

P: Ich finde, dass ich mich viel um meine Mutter kümmere und auch alle genannten Personen gut im Blick habe. Das Gelingen meiner Ansprüche, dass alle dabei immer glücklich sind und alle Bedürfnisse immer befriedigt sind, ist mir allerdings nicht möglich.

T: Was würde der innere Anteil des gesunden Erwachsenen dazu sagen?

P: Er würde sagen, dass es wichtig ist, flexibel zu bleiben, das gegebene Versprechen in einer Situation nicht mehr die gleiche Bedeutung haben können, da die Voraussetzungen sich vollständig geändert haben. Er würde mich ermutigen, die Diskrepanz von idealem Anspruch und Realität zu tragen und vielleicht sogar dafür einen inneren Respekt zu entwickeln, dass ich dazu bereit bin, dies für die eigene Familie zu tun.

12.4 Schuldakzeptanz

Nicht selten steht Schulderleben dafür, uns vor möglichen negativen Konsequenzen und damit einhergehenden negativen Gefühlen zu schützen. Analog zu Angstgefühlen ist das vorrangig ein vollkommen funktionales Geschehen. Dysfunktional wird es dann, wenn die erlebte Angst nicht dem Auslöser entspricht oder soziale und alltägliche Fertigkeiten durch eine erhöhte Angst in einem Ausmaß beeinträchtigt werden, die in keinem Verhältnis zum Auslöser stehen. So ist es auch bei der Emotion »Schuld«. Sie bietet uns Orientierung in einem Geflecht von Werte- und Motivwelten und kann jedoch gleichzeitig die persönliche Entfaltung aufgrund eines geringfügigen Auslösers massiv hemmen. Die Bereitschaft, sich mit dem Gefühl der Schuld auseinanderzusetzen und die Offenheit, sich hin zu seinen festgesetzten Werten zu entwickeln, kann im Sinne des Aufbaus von radikaler Akzeptanz erfolgen (Eismann & Lammers, 2017).

Dabei steht nicht das Verdrängen einer unangenehm erlebten Emotion, sondern deren Akzeptanz im Vordergrund. Radikale Akzeptanz beinhaltet in diesem Zusammenhang folgende Aspekte (Eismann & Lammers, 2017):

- Akzeptanz aufbauen, dass die Situation nicht veränderbar ist.
- Akzeptanz dafür entwickeln, dass das Bedürfnis nach Verbesserung der Situation unerfüllbar ist.
- Akzeptieren, dass der Kampf nach Veränderung aussichtslos ist und nur neues Leid erzeugt.
- Den Entschluss fassen, den aufwändigen und kräfteraubenden Kampf aufzugeben.

Fazit

Der Aufbau von Schuldkompetenz führt zu einer adäquaten Stärkung von Verantwortungsübernahme und umgekehrt. Es geht um die Fähigkeit, Verantwortung zu übernehmen und mögliche Schuld zu tragen, wenn hierdurch Leid für andere reduziert werden kann.

Therapeutische Interventionen:

- Erarbeiten der Primäremotionen – Imaginationsübung
- Erarbeiten des Zusammenhangs von Lebensprägung und Schulderleben – Arbeit mit der Lebenslinie
- Stärken adaptiver erwachsener Ich-Anteile: Adaptive Ich-Anteile in Kontakt bringen mit Schulderleben in seiner Funktion als Wächter des Gewissens – Imaginationsübung
- Schuldakzeptanz: Einführen des Konzepts der radikalen Akzeptanz

V Schuldgefühle von Therapeutinnen – Herangehensweise in Supervision und Selbsterfahrung

13 Maladaptive Schuldgefühle und die therapeutische Beziehung

Im Folgenden liegt der Fokus auf erlebten Schuldgefühlen von Therapeutinnen im Verlauf der Arbeit mit ihren Patientinnen. In Supervision und Selbsterfahrung sprechen Therapeutinnen immer wieder an, dass sie an Schuldgefühlen leiden oder befürchten, im Rahmen der Therapie schuldig zu werden. Da auch dies einen nachhaltigen Einfluss auf das therapeutische Geschehen haben kann, ist das letzte Kapitel dem möglichen Umgang mit eigenen Schuldgefühlen als Therapeutin gewidmet.

Selbsterfahrung. In der im Rahmen der Ausbildung zur Psychotherapeutin verpflichtend angebotenen Selbsterfahrung werden die biografischen Prägungen und das Ausmaß der Befriedigung von Grundbedürfnissen herausgearbeitet und ihr Einfluss auf die therapeutische Arbeit mit Patientinnen reflektiert. So können auch Therapeutinnen in der Erfüllung ihrer Grundbedürfnisse frustriert sein und dadurch eine Neigung zur Entwicklung von maladaptiven Schuldgefühlen zeigen. Dabei spielen, wie bei allen Menschen, lebensgeschichtliche Erfahrungen eine Rolle.

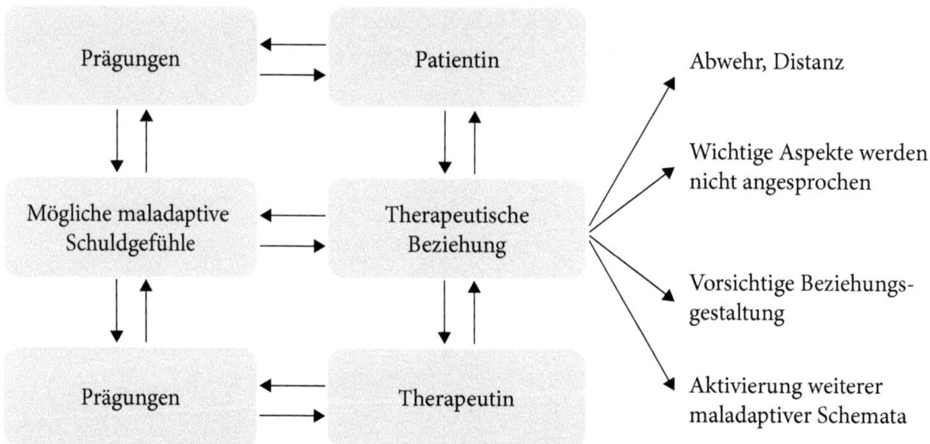

Abbildung 13.1 Auswirkungen möglicher maladaptiver Schuldgefühle auf die therapeutische Beziehungsgestaltung

Auswirkungen. In der therapeutischen Beziehung kann maladaptives Schulderleben sowohl bei Patientinnen als auch bei Therapeutinnen gleichermaßen auftreten, spricht man doch auch davon, dass Schuldgefühle einen ansteckenden Charakter haben können (Lammers, 2016). Ist die Therapeutin in das Erleben von Schuldgefühlen verstrickt, so besteht die Gefahr, dass wichtige Themen ausgeklammert werden, die Gestaltung der Beziehung distanziert bleibt oder gar in einer Abwehrhaltung verhaftet ist. Daraus kann eine vorsichtige Beziehungsgestaltung resultieren. So könnte die Therapeutin aufgrund starken Schulderlebens dazu neigen, etwas wieder gut machen zu wollen und zeigt sich z. B. hinsichtlich der Missachtung von therapeutischen Rahmenbedingungen zu tolerant wie z. B. Pünktlichkeit von Therapiebeginn oder Therapieende. Ist die therapeutische Beziehung durch das Vorhandensein maladaptiver Schuld geprägt, ist die Aktivierung weiterer Muster des Erlebens und Verhaltens denkbar. Auf Seiten der Therapeutin können z. B. Versagens- oder Unzulänglichkeitsschemata aktiviert werden, welche die therapeutische Herangehensweise maßgeblich beeinflussen.

Beispiel • Beispiel aus der Supervision: Schuldgefühle wegen fehlender Emotionsregulation

T: Herr Y. macht mich zeitweise richtig ungeduldig und wütend. Ich weiß um seine ängstlich-vermeidende Persönlichkeitsstruktur, aber oft scheinen wir in der Stunde gut an etwas zu arbeiten, dann gebe ich ihm eine Hausaufgabe und wieder hat er sie bis zur nächsten Stunde nicht gemacht. Manchmal fühle ich mich richtig gereizt und das letzte Mal habe ich ihm dann auch gesagt, dass es auch Menschen gibt, die eben an ihrer psychischen Problematik nichts ändern können und schließlich damit leben müssen, vergleichbar einem körperlichen Handicap. Der Patient war vollkommen geschockt und war plötzlich unsicher, ob ich ihm denn wirklich etwas zutrauen würde. Es hat viel Überzeugungsarbeit gekostet, ihn wieder zu beruhigen und ich hatte ein furchtbar schlechtes Gewissen, habe mich auch etwas geschämt, dass ich mich nicht kontrollieren konnte. Zwischen den Stunden schrieb mir der Patient, dass es ihm seit letzter Stunde noch schlechter gehe, jetzt plagen mich vermehrt Schuldgefühle. Manchmal frage ich mich, ob ich diesem Beruf gewachsen bin, wenn ich meine Gefühle so schlecht unter Kontrolle bekomme.

In dem Beispiel benennt die behandelnde Psychotherapeutin eine Vielzahl von Gefühlen. So berichtet sie von Schuld und Scham, aber auch von Wut und Ärger und schließlich auch von erlebter Sorge um mögliche Unzulänglichkeit.

Selbsterfahrende Betrachtung eigener Lernmuster. In einer selbsterfahrenden Sitzung hatte die Therapeutin herausgearbeitet, dass sie früh schon sehr viel Verantwortung für ihre viel jüngeren Zwillingsgeschwister übertragen bekommen habe, da beide Eltern chronisch erkrankt waren. Dies habe sie einerseits mit Stolz erfüllt und andererseits habe sie sich auch geärgert, da sie sich immer wieder überfordert gefühlt habe. Manchmal habe sie die kleineren Geschwister angemeckert, schneller zu machen, was gleichzeitig mit heftigem Schulderleben einherging, weil sie wusste, dass diese dafür noch zu klein waren. Diese biografische Verankerung zeigte, dass Wut und Schuld eng verknüpft auftraten.

Es konnte in Analogie herausgearbeitet werden, dass sie sich in den neuen und fordernden Therapiesituationen allein gelassen fühlte und sich mehr Unterstützung wünschte. Gemeinsam konnte vereinbart werden, welche Form von Unterstützung vielleicht auch durch die Supervisorin hilfreich sein könnte. Die Entlastung konnte durch das Angebot erfolgen, die erlebte Verantwortung und vielleicht auch Überforderung auf mehrere Schultern zu verteilen und damit nicht allein dafür einstehen zu müssen. Die Therapeutin gab die Rückmeldung, dass sie dies als deutliche Entlastung erlebe.

Mögliche Aktivierung von Schuld bei Therapeutinnen

Im therapeutischen Prozess können von Seiten der Therapeutin folgende Aspekte Schulderleben befördern:

- Neigung zu hoher Verantwortungsübernahme
- Hemmung unangenehmer Gefühle wie z. B. Wut oder Ärger
- Innere Antreiber, die versuchen, mögliche Schuldgefühle zu vermeiden
- Schulderleben als Ausdruck von Orientierung
- Aussprechen von Schuld, um Entlastung zu erfahren

Supervision und therapeutische Beziehung. In supervisorischen Prozessen ist u. a. die Aufmerksamkeit auf die therapeutische Beziehung gerichtet. Sie ist ein adaptiver Prozess, der sich in den unterschiedlichen Therapiephasen wandelt. Im Sinne einer »empirischen Kooperation« sind Therapeutinnen bemüht, Expertenwissen und Erfahrung der Patientinnen als Grundlage für den nächsten weiteren Schritt in der Therapie zu sehen (Zimmer, 2022). Neben dem Betrachten des Beziehungsangebots, welches von Patientinnen ausgeht, ist es daher in supervisorischen Prozessen ratsam, die selbstregulativen Momente von Seiten der Therapeutin zu betrachten. Für die Therapeutin von Herrn Y. war es zudem in der Selbsterfahrung wesentlich, die hohe Verantwortungsübernahme sowie das vorhandene Leistungsmotiv herauszuarbeiten. Als regulatives Element wurde das Verteilen der Verantwortung auf verschiedene Schultern empfohlen, d. h. sich genügend Unterstützung in der Supervision zu suchen, eventuell auch mögliche weitere Behandlerinnen, z. B. Wohngruppenmitarbeiterinnen oder Betreuerinnen, in den therapeutischen Prozess zu integrieren. Bezogen auf das Leistungsmotiv war es für die Therapeutin wichtig, sich das eigene Konzept von *Hilfe annehmen dürfen* nochmals zu vergegenwärtigen.

Aktivieren selbstregulativer Prozesse

Das Beispiel verdeutlicht, wie wichtig es für die behandelnden Psychotherapeutinnen ist, vorhandene Gefühle im therapeutischen Prozess hinsichtlich der eigenen Prägungen zu hinterfragen und selbstregulatorische Prozesse zu aktivieren. Die folgende Tabelle beinhaltet einige Anregungen für mögliche Skills in der Selbstregulation.

Tabelle 13.1 Aktivierung von Schuld und Fertigkeiten zur Selbstregulation bei Psychotherapeutinnen

Auslöser für Aktivierung von Schuld	Beispiele für Selbstregulation von Seiten der Therapeutin
Hohe Verantwortungsübernahme	Verteilen von Verantwortung auf mehrere Schultern
Hemmung unangenehmer Gefühle wie Wut und Ärger	Jedes Gefühl hat eine wichtige Ratgeberfunktion. So sollten bei einer Einschätzung von Gefühlen drei Aspekte berücksichtigt werden: Validieren, Bewerten der Angemessenheit, Regulieren – falls erforderlich
Schuld als Motor für innere Antreiber	Überprüfen des eigenen Leistungsmotivs in der Therapie und eventuell den inneren wohlwollenden Begleiter aktivieren
Schuld als Orientierung	Schulderleben als Ausdruck der eigenen inneren Wertewelt erkennen, dadurch eventuell das eigene Motiv, z. B. etwas Wesentliches in der Therapie unterlassen, bezüglich der Angemessenheit hinterfragen
Ausdruck von Schuld zur eigenen Entlastung	Prüfen, ob eigene Entlastung angezeigt ist oder in diesem Fall die Verantwortungsübernahme wesentlich wäre.

14 Maladaptive Schuld und der therapeutische Prozess

Wie zuvor beschrieben, kann eine Therapeutin aufgrund ihrer Persönlichkeit und Prägung selbst zu Schulderleben neigen. Weitere mögliche Auslöser sind im Rahmen von tatsächlich auftretenden schwierigen Ereignissen in der Therapie anzusiedeln. Vor allem folgende, als herausfordernd erlebte Therapiesituationen können Auslöser für mögliche Schuldgefühle auf Seiten der Therapeutin darstellen:

- Nicht gelungener positiver Therapieverlauf, gemeinsam formulierte Zielerreichung der Therapie nicht möglich
- Massive Selbstverletzungen oder Suizid von Patientinnen
- Tatsächliche Fehleinschätzung oder Missachtung von Vorgehen (z. B. Fristen einhalten) von Seiten der Therapeutin und mögliche Konsequenzen für die Patientinnen
- Schuldzuweisungen durch die Patientinnen, sodass die Therapeutin schuldabwehrendes Verhalten zeigen möchte
- Mögliche Schuldabwehr der Therapeutin, auf der Grundlage frustrierter Grundbedürfnisse, um eigenen Selbstwert zu regulieren

Arbeit mit Schulderleben von Therapeutinnen in der Supervision
Die Arbeit mit maladaptivem Schulderleben von Seiten der behandelnden Therapeutin kann in der Supervision oder Selbsterfahrung u. a. folgendermaßen angedacht werden:

- Erarbeiten einer inneren Haltung bezüglich des Selbstverständnisses therapeutischen Arbeitens
- Betrachten von Werten und Normen von Therapeutinnen
- Aufbau von Durchstehvermögen
- Aufbau von Selbstmitgefühl

14.1 Die Haltung hinsichtlich der Rolle therapeutischen Handelns

Gerade bezogen auf Patientinnen, die eher impulsive Verhaltensweisen zeigen, werden von Seiten der behandelnden Therapeutinnen in den Supervisionsstunden das Auftreten von oder die Angst vor Schuld genannt:

- Die Sorge, dass sich z. B. die Borderline-Patientin nach einer empathisch formulierten klaren Haltung wieder ritzen könnte.
- Die Sorge, dass die Patientin mit bulimischer Symptomatik durch eine klare Spiegelung des Verhaltens erneut eine Essattacke bekommen könnte.
- Die Angst, eine Expositionsbehandlung könnte bei einer Patientin eine erneute heftige Panikattacke auslösen.
- Die Sorge, eine emotionale Stunde könnte eine psychotische Symptomatik begünstigen.

Solche Situationen können zu antizipierter Schuld führen, gekoppelt an die Kognition »ich könnte schuld sein« und das Verhalten von Therapeutinnen beeinflussen. Der folgende Fall aus der Supervision und der darauffolgende Dialog mit der Supervisorin soll beispielhaft das Erarbeiten einer inneren Haltung zum schuldhaft erlebten Geschehen aufzeigen.

Beispiel • Beispiel aus der Supervision: Schuldgefühle bei Verschlechterung des Befindens der Patientin

T: Ich habe die Patientin ermuntert, doch noch einmal mit dem Vater ins Gespräch zu kommen. Wir hatten in einem Rollenspiel geübt, wie sie ihr Anliegen und ihre Haltung formulieren könnte. Der Vater hatte sie im Rahmen der letzten Manie aus dem Haus verwiesen und sich seither einem Kontakt verweigert. Die Patientin hatte immer wieder geäußert, dass sie sich einen Kontakt zu ihm so sehr wünschen würde. Nach dieser Stunde kam die Patientin nicht zur nächsten Stunde. Ich machte mir Sorgen und versuchte, sie telefonisch zu erreichen. Nach mehrmaligem Anrufen ging die Patientin schließlich ans Telefon und berichtete, dass sie kurz nach dem letzten Therapiebesuch wieder eine psychotische Phase hatte und schließlich in der Klinik aufgenommen werden musste. Der Gedanke, mit ihrem Vater in Kontakt zu kommen, habe sie so sehr aufgewühlt und zu einem beständigen Gedankenkreisen geführt. Die kreisenden Gedanken hätten sich schließlich immer mehr verselbständigt und sie habe erste psychotische Symptome erlebt.

S: Wie geht es Ihnen, wenn die Patientin dies so berichtet?

T: Ich fühle mich schuldig, ohne die Arbeit an der Interaktion mit ihrem Vater wäre die Patientin gar nicht auf die Idee gekommen und vielleicht hätten die Grübelschleifen nie eingesetzt.

S: Sie fühlen sich schuldig an der erneuten Dekompensation der Patientin?

T: Ja. Aber sie hatte es sich so gewünscht und aufgrund der vorhergehenden stabilen Situation schien es mir möglich, für sie belastende Themen zu bearbeiten.

S: Wir können somit festhalten, dass Sie aus dem bisherigen recht stabilen therapeutischen Prozess abgeleitet haben, dass eine emotional herausfordernde Thematik bearbeitet werden könnte.

T: Ja.

S: Es war also nicht vorhersehbar! Hätten Sie es gemacht, wäre es vorhersehbar gewesen?

T: Nein, natürlich nicht.

S: Hätte das Muster der bisherigen Erkrankungsphasen und ihre Auslöser Hinweise geben können?

T: Ich habe es nie so gesehen, da sie auch früher schon Konfliktsituationen mit dem Vater hatte, ohne dass eine Dekompensation erfolgte.

S: Dann können wir eine rein monokausale Erklärung für die erneute Dekompensation vermutlich ausschließen?

T: Eigentlich schon, aber ich werde zukünftig wachsamer sein, wenn ich eine solch emotionale Arbeit beginne.

S: Das ist sicher gut, wenn Sie sich Lernimpulse aus therapeutischen Erfahrungen mitnehmen. Es braucht dennoch auch den Mut, sich in anspruchsvolle therapeutische Prozesse hinein zu begeben, da es nicht immer vorhersehbar ist, was passieren kann. Ich möchte Sie stärken, dass Sie den Mut für diese Art des Arbeitens dabei nicht gänzlich verlieren.

T: Ja, das möchte ich auch nicht, vielleicht muss ich es aus unterschiedlichen Perspektiven betrachten.

Die Therapeutin äußert die Sorge, dass ihr Vorgehen, dem klar geäußerten Wunsch der Patientin zu folgen, sich mit der schwierigen Beziehung zum Vater auseinanderzusetzen, die erneute psychotische Dekompensation begünstigt hat. Sie beschreibt, dass sie zuvor die psychische Befindlichkeit der Patientin als ausreichend stabil erlebt hat. Hier wird die Annahme der Therapeutin ersichtlich, dass sie trotz dieser Voraussetzungen eine Entscheidung gegen den Wunsch der Patientin und unabhängig von der Einschätzung des bisherigen Therapieverlaufs hätte treffen wollen, was bedeutet hätte, das eigene therapeutische Handeln nicht auf vorausgehende Entwicklungen zu beziehen.

Grundhaltungen erarbeiten und umformulieren. Dabei scheint die Therapeutin der Ansicht zu sein, sie hätte die zukünftigen möglichen Entwicklungen vorausahnen müssen. Aus dem beschriebenen Beispiel der Supervision könnte man folgende dysfunktionale Grundhaltungen der Therapeutin bezüglich der eigenen therapeutischen Fähigkeiten herausarbeiten:

- die Fähigkeit, in die Zukunft zu blicken
- die Fähigkeit, mehr zu wissen, als man sehen kann und die Patientin selbst berichtet
- die Fähigkeit, immer zu wissen, was für andere das Richtige ist
- die Fähigkeit, psychotherapeutische Prozesse so beeinflussen zu können, dass sie immer nur zu mehr Stabilität führen usw.

Tatsächlich ist es empfehlenswert, aus der geschilderten Situation die dahinterliegende Annahme der eigenen zugrunde liegenden therapeutischen Fähigkeiten aufzugreifen und im supervisorischen Prozess zu betrachten. So kann es wichtig und hilfreich sein, für sich als Therapeutin wesentliche Umformulierungen zu finden und damit die eigene Haltung zu verändern, z. B.:

- »Helfen ist nicht einfach, sondern ein komplexes Geschehen.«
- »Die Psychotherapie ist immer nur ein kleiner Lebensbereich eines umfassenden Lebenskonstrukts, in dem sich die Patientin befindet.«
- »Therapeutinnen können Vorhersagen nur im Sinne logischer Schlussfolgerungen oder zugrunde liegendem Fachwissens ableiten, sie haben keine übersinnlichen Fähigkeiten.«
- »Therapeutische Prozesse können sowohl stabilisierende als auch destabilisierende Phasen beinhalten, meist fühlen sich die wenigsten Patientinnen in einer Therapie durchgängig gut.«

Die Umformulierungen können so etwas wie die Entwicklung einer eigenen therapeutischen »Weisheit« beinhalten, d. h. die Erfahrungen, die Therapeutinnen in ihrem Beruf mit den Möglichkeiten und Grenzen therapeutischer Prozesse machen, können in die zukünftige therapeutische Arbeit integriert werden. Dies kann im Rahmen der Supervision und Selbsterfahrung unterstützend begleitet werden.

14.2 Durchstehvermögen als therapeutische Eigenschaft

Extreme Situationen in therapeutischen Prozessen, die ein hohes Verantwortungsgefühl auf Seiten der Therapeutinnen mitbedingen, sind im Rahmen hoher Suizidalität oder Selbstverletzung einer Patientin anzusiedeln. Der erlebte Suizid führt sowohl bei Angehörigen als auch bei involvierten Behandlerinnen neben Gefühlen der Trauer, Wut und Ohnmacht oftmals auch zu massiven Schuldgefühlen. In der Selbsterfahrung oder in supervisorischen Prozessen betonen Kolleginnen immer wieder, dass sie nicht wüssten, ob sie weiterarbeiten könnten, wenn sich eine Patientin, die sich bei ihnen in Behandlung befindet, das Leben nehmen würde. Folgendes Fallbeispiel einer jungen Kollegin aus der Supervision soll dies veranschaulichen.

Beispiel • Beispiel aus der Supervision: Schuldgefühle aufgrund von Suizidalität eines Patienten

T: Ich hatte Herrn O. nur einmal gesehen, nachdem ich von einer anderen Station auf diese Station gewechselt hatte. Er war kurz zuvor von der Akutstation auf die Regelstation gekommen, zeigte sich absprachefähig und schien auch Pläne für die Zukunft zu machen. Es war ein gutes erstes Gespräch, er formulierte Ziele für die gemeinsame therapeutische Arbeit und hatte sich auch einiges vorgenommen. Er berichtete, dass sich die Frau trennen wollte und er teilte in dem Gespräch mit, wie er sich sein Leben allmählich alleine aufbauen wolle. Auch meinte er, dass er sich durch das Trennungsjahr an das Alleinsein schon gewöhnt habe. Am nächsten Tag wurde ich von der Pflege sofort angesprochen und man teilte mir mit, dass sich Herr O. in dieser Nacht mit einem Gürtel in seinem Zimmer stranguliert hatte. Die Tat wurde mit der Tatsache verknüpft, dass Herr O. einen Brief seines Rechtsanwalts öffnete, in dem dieser ihm mitteilte, dass seine Frau die Scheidung eingereicht habe. Herr O. war wegen schwerer Depression mit Suizidgedanken auf der Akutstation aufgenommen worden, aber die Verlegung und auch die ersten Kontakte schienen den Eindruck einer deutlich psychischen Stabilisierung auf jeden Fall zu bekräftigen. Nun bin ich jedoch unsicher, ob ich gut genug gearbeitet habe. Ich fühle mich schuldig, bin fahrig und unkonzentriert. Meine Gedanken kreisen um den Verlauf des letzten Gesprächs, vermutlich hätte ich es besser wissen müssen bei dieser Vorgeschichte, hätte mich besser informieren müssen. Momentan bin ich richtig verzweifelt und überlege mir sogar, ob ich mir die Fortführung meines Berufes wirklich vorstellen kann.

14

Untersuchungen zeigen, dass 20%–30% der Psychologinnen und 50%–60% der Psychiaterinnen im Verlauf ihrer Berufstätigkeit den Suizid einer Patientin erleben (Teismann & Dorrmann, 2021). Gesetzlich verankert ist, dass Therapeutinnen nach bestem Wissen und Gewissen ihre therapeutischen Kenntnisse zur Anwendung bringen, eine Garantie für Heilung ist allerdings nicht gesetzlich verankert. Auch ist bekannt, dass in den drei Phasen der präsuizidalen Entwicklung (Erwägung des Suizids, Ambivalenz und Entscheidung), Patientinnen besonders in der letzten Phase schwingungsfähiger erscheinen können und deutlich ruhiger und klarer sind. Bei aller Expertise einer Therapeutin bleibt diese darauf angewiesen, was die Patientinnen mitteilen. Auch erfahrene Kolleginnen können nicht zu jedem Zeitpunkt wissen, ob eine Patientin bereits einen Entschluss für einen Suizid gefasst hat. So war es auch für die junge Kollegin aus den ihr zugänglichen Informationen schwerlich abzuschätzen, wie gefährdet Herr O. war, da dessen Verhalten und verbalen Äußerungen zu diesem Zeitpunkt keinen Anhaltspunkt für eine akute Suizidalität boten.

Mögliche Angebote, wenn ein Suizid einer Patientin erfolgte

Da die Wahrscheinlichkeit nicht gering ist, im Verlauf eines Berufslebens mit einem möglichen Suizid einer Patientin konfrontiert zu werden, sollte im Verlauf der Therapieausbildung jungen Kolleginnen die Möglichkeit geboten werden, sich mit dem Thema auseinanderzusetzen. Dabei scheint häufig folgende Fragestellung wesentlich: »Wie kann ich den Suizid einer Patientin verkraften, sodass ich meinen Beruf weiterhin ausüben kann?«

Die Kolleginnen in Ausbildung können durch verschiedene Angebote unterstützt werden. Folgende Empfehlungen sind hierfür hilfreich, wie z. B.:

- Psychoedukation über das präsuizidale Syndrom erhalten
- Von Modellen lernen, die eine Haltung einer gesunden Verarbeitung vermitteln.
- Gefühle zulassen, wie z. B. Versagensgefühle, Schuldgefühle, Traurigkeit und sich für die nötige Verarbeitung ausreichend Platz und Zeit im Alltag schaffen
- Nach erfolgtem Suizid einer Patientin mit anderen Kolleginnen (Supervision, Intervision) in Kontakt treten oder für sich selbst ein paar Stunden Therapie oder Selbsterfahrungsstunden zur Verarbeitung nutzen.
- Neben dem Zulassen von Trauer und dem Einräumen der dafür benötigten Zeit, sich gleichzeitig auch die Erlaubnis geben, sich von einem traurigen Schicksal distanzieren zu dürfen.
- Den von Patientinnen gewählten Weg würdigen.
- An der Akzeptanz arbeiten, dass es, wie in anderen Fachgebieten der Medizin auch, in den psychiatrisch / psychotherapeutischen Fächern potentiell todbringende Erkrankungen gibt, die trotz größtem Bemühen einer großen Gruppe von Behandlerinnen nicht immer deeskaliert werden können.

Erlaubnis für Trauer. Gerade das Auftreten massiver Schuldgefühle im Rahmen des Erlebens eines Suizids einer Patientin kann als Teil eines Trauerprozesses gesehen werden. Therapeutinnen trauern mit vergleichbaren Emotionen wie Angehörige, auch hier wird immer wieder von Schulderleben berichtet oder auch der Sorge, etwas Wesentliches unterlassen oder übersehen zu haben.

Schuld als Ausdruck einer sozialen Emotion verdeutlicht, dass man sich in Beziehung gefühlt hat und Verantwortung übernehmen wollte, was in einem helfenden Beruf angemessen ist. Dennoch gibt es hierfür Grenzen des Möglichen. Die Supervisorin oder Selbsterfahrungsleiterin sollte für alle Gefühle offen sein und einen validierenden Raum bieten, vertrauend auf den Prozess der Verarbeitung der betroffenen Kolleginnen.

Stärkung des Durchstehvermögens. Therapeutisches Arbeiten ist in hohem Maße ein selbstreflexiver Prozess, der immer wieder Fragen, Selbstzweifel und Selbstkritik auslöst. Sich schuldig zu fühlen oder die ganze Tätigkeit zu hinterfragen, spiegeln sich hier wider. Nicht aufzugeben, sondern weiterzumachen, ist in vielen Lebenslagen kein schädliches Lebensmotto, sondern eine wesentliche Fähigkeit. Nur wenn die Therapeutinnen auch Durchhaltevermögen zeigen, sich dafür in schwierigen therapeutischen Situationen Unterstützung durch Supervision oder Intervision ermöglichen, kann die daraus gewonnene Erfahrung zukünftige therapeutische Prozesse bereichern. Deshalb erscheint der Aspekt der Stärkung des Durchstehvermögens in der supervisorischen Arbeit neben anderen supervisorischen Aspekten ein wesentliches Ziel. Natürlich auch mit dem offenen Blick dafür, wann Beharrlichkeit und Ausdauer nicht mehr zielführend erscheinen.

Gerade die Sorge, man könnte sich schuldig machen, führt vielleicht dazu, dass Berufsfelder vermieden werden oder Ausstiegsfantasien entwickelt werden, sobald sich eigene Grenzen offenbaren und Situationen schwer zu tragen oder auszuhalten sind. Daher ist es wichtig, sich auch in der Rolle der Therapeutin die Erlaubnis zu geben, sich für die Verarbeitung unangenehmer Gefühle Zeit zu nehmen. Dies bietet eine Grundlage dafür, das Durchstehen einer solchen Erfahrung zu stärken und damit eine lange, sinnvolle berufliche Entwicklung zu ermöglichen. Es ist ein wesentlicher Aspekt, der auch in Selbsterfahrung und Supervision Zeit und Raum finden sollte.

14.3 Selbstmitgefühl als Ressource für Therapeutinnen

Wohlwollen erzeugen. Kommt in der therapeutischen Arbeit Schulderleben auf, weil man den Eindruck hat, in bestimmten Situationen nicht adäquat reagiert zu haben oder auch Patientinnen der Therapeutin direkt Schuld zuweisen, ist es oft nicht leicht, schnell für sich selbst eine Haltung zu finden, die den weiteren Prozess der Therapie nicht nachhaltig beeinträchtigt. Sich selbst dann mit einem entsprechenden Wohlwollen zu begegnen oder für sich die drei Elemente des Selbstmitgefühls zu aktivieren, soll als eine mögliche hilfreiche Strategie genannt werden (Neff & Kretzschmar, 2012). Eine junge Therapeutin berichtet in einer Supervisionssitzung von folgender Therapiesituation:

Beispiel • Beispiel aus der Supervision: Hilflosigkeit bei Konfrontation mit dem Vater der Patientin

T: Ellen ist gerade einmal 18 Jahre alt und kommt wegen einer bulimischen Symptomatik zur Therapie. Sie hat inzwischen einige Einzelsitzungen absolviert und zeigt sich in der Therapie sehr motiviert. Auf ihren Wunsch hin, wurde ein Familiengespräch anberaumt, wobei sie bereits darauf hingewiesen hatte, dass ihr Vater eine äußerst dominante und schnell entwertende Person sei. Sie wünschte sich, dass in dem gemeinsamen Gespräch mögliche Ursachen der Essstörung angesprochen werden könnten. Sie habe den Eindruck, dass er nicht wirklich verstehen könne, wie groß ihre Not sei. Zu Beginn des gemeinsamen Gesprächs schien es so, als seien alle Beteiligten bemüht, sich gegenseitig Verständnis entgegen zu bringen. Als die Patientin jedoch begann, von ihren Gefühlen zu sprechen und gegenüber dem Vater den Wunsch äußerte, dass er sie nicht immer so sehr mit der sehr erfolgreichen Schwester vergleichen solle, wurde dieser sehr ärgerlich, redete in lautem Ton und fing an, die Patientin zu beschimpfen. Als ich mich bemühte, die Situation zu deeskalieren, wendete er sich mir zu und gab zu verstehen, dass er von der gesamten Therapie wenig halte. Ich war tatsächlich perplex und auch vielleicht sogar etwas verängstigt, da der Vater recht bedrohlich wirkte und es fiel mir auf die Schnelle keine adäquate Antwort ein. Ich saß einen Moment und rang nach Worten, da stand die Patientin auf und sagte beim Hinausgehen zu mir, dass ich ihr wohl auch nicht helfen könne, da ich ja genauso vor dem Vater Angst hätte wie sie. Das Gespräch wurde vom Vater schnell beendet. Die Patientin äußerte in den folgenden Therapiestunden mehrfach, dass ich schuld sei, dass es ihr nun noch schlechter gehe, da sie schließlich bei mir Schutz und Hilfe gesucht hätte und ich ihr das auch nicht habe geben können.

Die junge Therapeutin grämte sich sehr und fühlte sich sehr verantwortlich und war bereit, die Schuldzuweisung, die von der Patientin ausgesprochen wurde, auf sich zu nehmen. Gemeinsam wurde das Konzept des Selbstmitgefühls betrachtet:

(1) **Selbstfreundlichkeit.** Häufig sind auch die Therapeutinnen ihre eigenen schärfsten Kritikerinnen. Hier kann es eine wichtige Intervention darstellen, einmal die Rollen zu tauschen. So kann sich die junge Therapeutin kurz vorstellen, sie sei in der Rolle der Supervisorin und höre der Schilderung zu. Auf die Frage, wie sie auf die Schilderung selbst als Supervisorin reagieren würde, gab die junge Therapeutin aus dem Fallbeispiel die Rückmeldung, dass sie natürlich die Therapeutin stärken möchte, sie vielleicht trösten und ihr auch Mut zusprechen würde.

(2) **Gemeinsames Menschsein.** Der Fokus liegt hier auf dem Hinweis der Verbundenheit, in diesem speziellen Fall der Verbundenheit mit allen therapeutisch tätigen Menschen, die alle nicht perfekt sind und natürlich auch Fehler machen. Viele Menschen erleben es und leiden darunter, manchmal unzufrieden zu sein und sich selbst als nicht genügend zu erleben. Trotzdem dürfe man sich Mut zusprechen, weiter zu machen, sich in einem Prozess der Entwicklung wahrnehmen zu dürfen und nicht in einem Status der Perfektion.

(3) Achtsamkeit. Bei dieser Intervention ist das Ziel, sich ganz auf das Erleben im Hier und Jetzt zu konzentrieren und mögliche Gedanken, Gefühle und Empfindungen wertfrei zuzulassen. Es ermöglicht, nicht sofort wieder Abstand zu nehmen von etwas, was als leidvoll erlebt wird, sondern es anzuschauen und sich damit auseinanderzusetzen. Der wertfreie Umgang mit dem Erleben ermöglicht es allerdings auch, dass die begleitenden negativen Gedanken nicht die Oberhand bekommen, was vielleicht erst den Raum für neue kreative Wege und Lösungsmöglichkeiten schafft.

Beispiel • Verantwortungsübernahme und Aussöhnung

Die vorausgehende Arbeit mit dem Selbstmitgefühl ermöglichte es der Therapeutin, sich von den Gefühlen der Ohnmacht und der Unzulänglichkeit zu befreien. Daraus resultierte die Formulierung folgender Rückmeldung von Seiten der Therapeutin an die Patientin:

T: Ich habe mir über unser Familiengespräch viele Gedanken gemacht. Tatsächlich hätte ich mir gewünscht, Ihnen die Sicherheit zu bieten, die sie in der Konfrontation mit Ihrem Vater gebraucht hätten. Das tut mir auch aufrichtig leid. Mir wurde dadurch sehr veranschaulicht, wie machtvoll Ihr Vater sein kann und wie schwer es ist, da schnell die richtige Vorgehensweise zu finden. Mir wurde dadurch aber auch sehr deutlich, wie schutzlos und ohnmächtig Sie sich oft gefühlt haben müssen. Gerne möchte ich mit Ihnen daran arbeiten, wie Sie für sich eine schützende Haltung finden können, um diesen toxischen Botschaften und Interaktionen begegnen zu können.

P: Sie haben vollkommen recht, daran würde ich sehr gerne arbeiten. Tatsächlich hat es mich auch ein bisschen getröstet, dass auch Sie durch meinen Vater aus dem Konzept gebracht werden konnten.

Durch das Aussprechen des Bedauerns von Seiten der Therapeutin dafür, nicht den Schutz und die Sicherheit geboten zu haben, die sich die Patientin wünschte, ist die Therapeutin Modell für Verantwortungsübernahme. Dies allein ermöglicht es der Patientin, wieder einen Schritt auf die Therapeutin zuzugehen. Als nächstes fokussiert die Therapeutin, was sich aus der Interaktion mit dem Vater ableiten ließ und was ein mögliches Ziel für die weitere Therapie sein könnte. Aufgrund der Geste, auch Verantwortung für die Enttäuschung der Patientin mit zu übernehmen, ist die Patientin schnell bereit, sich auf die angedachten Interventionen der Therapeutin einzulassen und so etwas wie eine »Aussöhnung« findet statt, welche die therapeutische Beziehung nachhaltig stärken kann.

15 Schuld der Patientin zuschreiben – Erkennen eigener Handlungsmotive

Der Versuch, die Schuld anderen zuzuschreiben, ist menschlich. Es scheint ein sinnvolles Verhalten zu sein, um sich vor eigener Schuld oder vor schlechtem Gewissen zu schützen, was so viel bedeutet, dass die Auseinandersetzung mit der eigenen Verantwortung als fragilisierend für das eigene Selbstkonzept und den eigenen Selbstwert angesehen wird. So kann es auch im Rahmen von therapeutischen Prozessen geschehen, dass Therapeutinnen versuchen, die Verantwortungsübernahme für ein fehlerhaftes Verhalten abzustreifen. Dies ist in folgenden Situationen denkbar:

- Therapeutin tut sich mit dem Schreiben von Verlängerungen schwer und hat das Gutachten viel zu spät losgeschickt, was zu einer deutlichen Verzögerung der Kostenzusage führt und für die Patientin bedeutet, dass ihr eine längere Therapiepause zugemutet werden musste. Die Therapeutin weist darauf hin, dass die Patientin ja auch den Konsiliarbericht mehrfach vergessen habe, was jedoch nicht rechtfertigt, dass das Gutachten noch gar nicht geschrieben war.
- Therapeutin tut sich mit der Durchführung von Expositionsbehandlungen schwer und führt in der Supervision wiederholt an, dass die Patientin immer wieder andere Themen bringen würde, sodass es nicht möglich wäre, an einer guten Vorbereitung der Expositionen zu arbeiten.
- Therapeutin hat sich noch wenig mit der zum Störungsbild passenden Literatur auseinandergesetzt und betont, dass die Ausbildung sie diesbezüglich zu wenig unterstütze.

Das folgende Beispiel einer jungen Therapeutin, die das Thema mit in die Supervision einbrachte, soll das Auftreten von Abwehr von Schuldgefühlen oder im weitesten Sinne Verantwortung nochmals veranschaulichen.

Beispiel • Beispiel aus der Supervision: Schuldabwehr als Selbstschutz der Therapeutin

T: Meine Patientin hat sich beschwert, dass ich teilweise zu spät in die therapeutische Sitzung komme.

S: Sind Sie denn zu spät?

T: Das kann schon immer mal vorkommen, aber meist sind es maximal nur 10 Minuten. Pünktlichkeit ist nun mal nicht meine Stärke. Aber ich habe dann der Patientin gespiegelt, dass man in ihrer Empörung darüber vermutlich auch ihre vorhandenen anankastischen Tendenzen wiederentdecken kann. Daraufhin war die Patientin noch empörter und fragte mich, ob ich nun die Tatsache, dass ich zu spät sei, auf sie abwälzen wolle und dass sie dies nun wirklich nicht verstehe. Sie fühle sich wie in einem schlechten Comic, wo Psychotherapeutinnen eigenes mögliches Fehlverhalten immer wieder auf die Patientinnen zurückspiegeln.

S: Ist da etwas dran, dass es Ihnen unangenehm ist, dass Sie in Ihrer eigenen Schwäche, dem häufigen Zuspätkommen, von der Patientin gespiegelt werden?

T: Soll ich mich denn jetzt schuldig fühlen?

S: Wäre das so schlimm, dafür die Verantwortung zu übernehmen?

T: Na ja, sie ist wirklich anankastisch, die Patientin.

S: Aber tatsächlich sind Sie es, die eine wesentliche Regel eines therapeutischen Settings nicht einhalten. Auch wenn es Gründe gibt und Sie sich einen adäquaten Toleranzraum von Seiten der Patientin wünschen, wäre es doch auch wichtig zuzugestehen, dass dies tatsächlich einen eigenen Anteil berührt.

T: Tatsächlich, wahrscheinlich reagiere ich da schon recht abwehrend.

S: Hätten Sie denn eine Idee, wie Sie Ihr Zuspätkommen angemessen als Teil Ihrer Verantwortung ansprechen könnten?

T: Vielleicht könnte ich sagen: Sie haben vollkommen recht, eigentlich sollte die therapeutische Sitzung pünktlich beginnen, ich werde verstärkt darauf achten und trotzdem wird es Ausnahmen geben, wo mir die absolute Pünktlichkeit vielleicht nicht gelingen wird. Aber ich verstehe ihren Unmut.

Im Weiteren wird es wichtig sein, die eigenen Handlungsmotive für die mögliche Abwehr von Verantwortung und Schuld zu überdenken: Möchte man sich vor Beschämung schützen oder soll die eigene Unzulänglichkeit verdeckt werden? Gibt es Sorge, dass unangenehme Konsequenzen erfolgen könnten?

Im Falle der Therapeutin war deutlich, dass sie Sorge hatte, ein Stück eigener Freiheit zu verlieren. Das Zuspätkommen als Ausdruck einer kleinen Freiheit, sich nicht vollkommen einem doch sehr festgelegten therapeutischen Setting unterwerfen zu wollen. Dabei spielt nicht das Erzielen absoluter Regelkonformität eine wichtige Rolle, sondern die Tatsache, dann dafür Verantwortung zu übernehmen, wenn die Handhabung der Regel selbstverantwortlich verändert werden soll.

Schuldabwehr und Selbstwert. Tatsächlich ist das Thema der Schuldabwehr eng mit persönlichen Selbstwertthemen verknüpft. Daher ist gerade im Rahmen der Selbsterfahrung die Stärkung erwachsener Ich-Anteile wesentlich. Jede Therapeutin sollte in der Lage sein, die eigene Wertewelt zu reflektieren, die eigene Lerngeschichte im Umgang mit Schuldgefühlen zu kennen und sich mit eigenen fragilen Selbstwertanteilen adäquat stärkend auseinanderzusetzen. Die Ausbilderinnen und Supervisorinnen angehender Psychotherapeutinnen sind gefragt, einen Lernraum dafür zu bieten, in dem Schwächen sein dürfen, eigene fragile Anteile wohlwollend reflektiert werden können und ein Vertrauen in die Loyalität und in die Bereitschaft der Unterstützung eindeutig vorhanden ist. Schulderleben kann dann eine gute Reflexionsgrundlage sein, in einen tiefergehenden supervisorischen oder selbsterfahrenden Prozess einzutauchen und mit neuen Einstellungs- und Handlungsideen wiederaufzutauchen.

Fazit

Maladaptives Schulderleben von Seiten der Therapeutinnen kann die therapeutische Beziehung nachhaltig beeinflussen und dadurch eventuell den Therapieprozess in eine unerwünschte Richtung lenken. Daher sollte in Supervision und Selbsterfahrung bei gegebenem Schulderleben der Therapeutinnen dies auch angesprochen werden.

Anregungen von Interventionen in der Supervision:

- Kurze Reflektion zugrunde liegender Prägungen der behandelnden Therapeutin zum Thema Schuld
- Umformulierung von unangemessenen Glaubenssätzen und Haltungen, was Therapeutinnen leisten sollten
- Erarbeiten von Skills, um Gefühle der Schuld in einer Therapie zu regulieren
- Stärken des Durchstehvermögens einer Therapeutin
- Therapeutin motivieren, Übernahme von Verantwortung für mögliche eigene Fehler zu zeigen (Schuldkompetenz) und dadurch Modell für die Patientin sein
- Generelle Stärkung der adaptiven erwachsenen Ich-Anteile der Therapeutin durch die Supervisorin

Anhang

Literatur

Aichholzer, M., Reif, A. & Reif-Leonhard, C. (2021). Artikelserie Depression-Teil 1. Depressive Erkrankungen: Diagnostik und Therapie. 6, 347–351.

Arntz, A., Rijkeboer, M., Chan, E., Fassbinder, E., Karaosmanoglu, A., Lee, C. W., & Panzeri, M. (2021). Towards a Reformulated Theory Underlying Schema Therapy: Position Paper of an International Workgroup. Cognitive Therapy and Research, 45 (6), 1007–1020.

Bakker, A., Maertens, K. J. P., Van Son, M. J. M. & Van Loey, N. E. E. (2013). Psychological consequences of pediatric burns from a child and family perspective: A review of the empirical literature. Clinical Psychology Review, 33(3), 361–371.

Behary, W. T., Farrell, J. M., Vaz, A. & Rousmaniere, T. (2023). Deliberate practice in schema therapy. American Psychological Association.

Benoy, C. & Walter, M. (Hrsg.). (2022). Zwangsstörung: Grundlagen – Formen – Interventionen (1. Auflage). Kohlhammer.

Binder, P.-E. (2022). The call of the unlived life: On the psychology of existential guilt. Frontiers in Psychology, 13, 1–11.

Brüderl, L. (2020). Positive und negative Schemata: 75 Therapiekarten. Weinheim: Beltz.

Brüderl, L., Riessen, I. & Zens, C. (2021). Therapie-Tools Selbsterfahrung: Mit E-Book inside und Arbeitsmaterial (2. überarbeitete und erweiterte Auflage). Weinheim: Beltz.

Conradi, A. (2011). Interkulturelle Aspekte von Schuldgefühlen und Depression: Ein Vergleich zwischen Deutschland und Chile. Ruprecht-Karls-Universität.

De Young, A. C., Hendrikz, J., Kenardy, J. A., Cobham, V. E. & Kimble, R. M. (2014). Prospective Evaluation of Parent Distress Following Pediatric Burns and Identification of Risk Factors for Young Child and Parent Posttraumatic Stress Disorder. Journal of Child and Adolescent Psychopharmacology, 24 (1), 9–17.

Eismann, G. & Lammers, C.-H. (2017). Therapie-Tools Emotionsregulation: Mit E-Book inside und Arbeitsmaterial (1. Auflage). Weinheim: Beltz.

Ekmann, P. (1992). Are there basic emotions? Psychological Review, 99 (3), 550–553.

Enright, R. D. (2006). Vergebung als Chance: Neuen Mut fürs Leben finden (1. Aufl). München: Huber.

Glasenapp, J. (2021). Emotionen als Ressourcen: Manual für Psychotherapie, Coaching und Beratung: mit E-Book inside und Arbeitsmaterial (2. Auflage).Weinheim: Beltz.

Grawe, K. (2014). Neuropsychotherapie. Göttingen: Hogrefe.

Greenberg, L. S. (2006). Emotionsfokussierte Therapie lernen, mit den eigenen Gefühlen umzugehen. Tübingen: Dgvt-Verlag.

Gross, J. J. (2002). Emotion regulation: Affective, cognitive, and social consequences. Psychophysiology, 39 (3), 281–291.

Hayes, S. C., Smith, S., Hayes, S. C. & Hayes, S. C. (2009). In Abstand zur inneren Wortmaschine: Ein Selbsthilfe- und Therapiebegleitbuch auf der Grundlage der Akzeptanz- und Commitment-Therapie (ACT) (2. Aufl). Tübingen: Dgvt-Verlag.

Hirsch, M. (2008). Scham und Schuld – Sein und Tun. Psychotherapeut, 53 (3), 177–184.

Jacob, G. (2021). Auf der Gefühlsebene: Emotionsfokussierte Techniken effektiv und zielorientiert einsetzen: mit E-Book inside (1. Auflage). Weinheim: Beltz.

Kirn, T. & Hautzinger, M. (2022). Imaginative Verfahren. In M. Linden & M. Hautzinger (Hrsg.), Verhaltenstherapiemanual – Erwachsene (S. 145–151). Berlin / Heidelberg: Springer.

Köster, R., Schmucker, M. & Maercker, A. (2020). IRRT zur Behandlung anhaltender Trauer: Imagery Rescripting & Reprocessing Therapy in der Praxis (Zweite Auflage). Stuttgart: Klett-Cotta.

Kümmerle, S., Hammerstein, S., Helmig, E.-M., & Müller-Engelmann, M. (2022). K-METTA: Kognitive Techniken und Metta-Meditationen zur Reduktion traumabezogener Schuld- und Schamgefühle – Darstellung der Intervention anhand von zwei Fallbeispielen. Verhaltenstherapie, 32 (4), 196–210.

Küntscher, M. V. & Hartmann, B. (2006). Verbrennungen im Kindesalter. Trauma und Berufskrankheit, 8 (1), 42–48.

Lammers, C.-H. & Schneider, W. (2009). Die therapeutische Beziehung: Verfahrensübergreifende Aspekte. Psychotherapeut, 54 (6), 469–485.

Lammers, M. (2016). Emotionsbezogene Psychotherapie von Scham und Schuld: Das Praxishandbuch. Stuttgart: Schattauer.

Lammers, M. (2020). Scham und Schuld – Behandlungsmodule für den Therapiealltag. Stuttgart: Schattauer.

Maercker, A. & Eberle, D. J. (2022). Was bringt die ICD-11 im Bereich der trauma- und belastungsbezogenen Diagnosen? Verhaltenstherapie, 32 (3), 62–71.

Mavrogiorgou, P. & Juckel, G. (2022). Vergebung und Seelenruhe – ein spirituell-therapeutischer Prozess. Spiritual Care, 11 (4), 378–388.

Mavrogiorgou, P., Meister, K. & Juckel, G. (2018). Der Vergebungsprozess als ein psychotherapeutischer Behandlungsansatz. Verhaltenstherapie, 28 (3), 167–176.

McCullough, J. P., Schramm, E. & Penberthy, K. (2015). *CBASP* - Cognitive Behavioral Analysis System of Psychotherapy chronische Depressionen effektiv behandeln. Paderborn: Junfermann.

Neff, K. & Kretzschmar, G. (2012). Selbstmitgefühl: Wie wir uns mit unseren Schwächen versöhnen und uns selbst der beste Freund werden. München: Kailash.

O'Connor, L. E., Berry, J. W., Weiss, J. & Gilbert, P. (2002). Guilt, fear, submission, and empathy in depression. Journal of Affective Disorders, 71 (1–3), 19–27.

Pedroso-Chaparro, M. del S., Cabrera, I., Vara-García, C., Márquez-González, M. & Losada-Baltar, A. (2022). Physical limitations and loneliness: The role of guilt related to self-perception as a burden. Journal of the American Geriatrics Society, 1–5.

Rafaeli, E., Bernstein, D. P., Young, J. E., Plata, G. & Rafaeli, E. (2013). Schematherapie. Paderborn: Junfermann.

Rajabi, F. & Hassani, F. (2020). Comparison of the Effectiveness of Schema Therapy and Treatment Based on Acceptance and Commitment on Obsessive-Compulsive Disorder. Journal of Excellence in counseling and psychotherapy, 9 (35), 11–21.

Raters, M.-L. (2013). Das moralische Dilemma: Antinomie der praktischen Vernunft?. Baden-Baden:Verlag Karl Alber.

Rauchfleisch, U. (2020). Psychodynamik und Psychotherapie dissozialer Störungen. Göttingen: Vandenhoeck & Ruprecht.

Rudolf, G. (2013). Strukturbezogene Psychotherapie: Leitfaden zur psychodynamischen Therapie struktureller Störungen (3. Aufl). Stuttgart: Schattauer.

Salzberg, S. (2002). Lovingkindness: The revolutionary art of happiness. Boulder, CO: Shambhala.

Schanz, C. G., Mattheus, H., Equit, M., & Schäfer, S. (2022). Therapie-Tools Transdiagnostische Psychoedukation: Mit E-Book inside und Arbeitsmaterial. Weinheim: Beltz.

Schigl, B. (2019). Gender als notwendige Perspektive psychotherapeutischen Handelns. Psychotherapie Forum, 23 (1–2), 18–24.

Schmucker, M. & Köster, R. (2021). Praxishandbuch IRRT: Imagery Rescripting & Reprocessing Therapy bei Traumafolgestörungen, Angst, Depression und Trauer. Stuttgart: Klett-Cotta.

Schuchardt, J. & Roediger, E. (2016). Schematherapie. In S. Fliegel (Hrsg.). Tübingen: Psychotherapie-Verlag.

Siegel, A., Shaked, E. & Lahav, Y. (2022). A Complex Relationship: Intimate Partner Violence, Identification With the Aggressor, and Guilt. Violence Against Women. Sage Journals, 30 (2), 1–15.

Stauss, K. (2015). Selbstvergebung durch Schuldkompetenz. Hamburg: tredition.

Sveen, J. & Willebrand, M. (2018). Feelings of guilt and embitterment in parents of children with burns and its associations with depression. Burns, 44(5), 1135–1140.

Tagney et al. (2002). Shame and guilt. Guilford Press.

Teismann, T. & Dorrmann, W. (2021). Suizidalität (2. Aufl.). Göttingen: Hogrefe.

Valente, M. (2021). Schematherapie: Ein Leitfaden für die Praxis. Stuttgart: Kohlhammer.

van Eickels, R., Kuehboeck, S., Siegel, M. & Zemp, M. (2022). Die Eltern-Kind-Beziehung und kindliche Scham- und Schuldgefühle: Ein systematisches Review und eine Meta-Analyse. 1. Deutscher Psychotherapiekongress 2022. Berlin.

Vogt, R. (2020). Scham und Schuld bei traumatisierten Menschen: Beschämen und Beschuldigen als Machtmittel zwischenmenschlicher Gewalt. Berlin: Lehmanns media.

Wagner, B. (2019). Psychotherapie mit Trauernden: Grundlagen und therapeutische Praxis: mit E-Book inside und Arbeitsmaterial.Weinheim: Beltz.

Wagner, B. & Hofmann, L. (2020). Psychische Folgen und psychotherapeutische Unterstützung nach dem Suizid eines Angehörigen. Psychotherapeutenjournal, 1, 26–33.

Wolf, D. (2020). Wenn Schuldgefühle zur Qual werden: Selbstvorwürfe ablegen, sich verzeihen lernen (9. Auflage). München: PAL

Yalom, I. D. (2019). Wie man wird, was man ist: Memoiren eines Psychotherapeuten. München: btb Verlag.

Young, J. E., Klosko, J. S. & Weishaar, M. E. (2008). Schematherapie: Ein praxisorientiertes Handbuch (2. Aufl). Stuttgart: Junfermann.

Zimmer, D. (2022). Therapeut-Patient-Beziehung. In M. Linden & M. Hautzinger (Hrsg.), Verhaltenstherapiemanual – Erwachsene (S. 21–27). Berlin / Heidelberg: Springer.

Sachwortverzeichnis

Das Gefühl im Blick

Eine Patientin, die sich verärgert einer therapeutischen Intervention verweigert, oder ein Patient, der innerhalb der Therapiesitzung bedrohlich wütend auftritt: Wut und Ärger können eine Behandlung erschweren und sich negativ auf den Heilungsprozess auswirken.

Starke emotionale Prozesse sind für Therapeutinnen und Therapeuten zunächst einmal eine große Herausforderung, lassen sich aber auch als Chance begreifen: Durch ihre Deutlichkeit sind dahinterliegende Muster wie Vermeidung oder Abwehr leicht erkennbar und können gezielt bearbeitet werden. Was die Wut ausmacht, auch wenn sie komplett »fehlt«, sowie ob und wie man in der Psychotherapie effektiv an dieser Emotion arbeiten kann, zeigt Gitta Jacob u.a. anhand zahlreicher Fallbeispiele und Therapiedialoge.

Aus dem Inhalt
Wut als Basisemotion • Ursachen und Psychodynamik von pathologischer Wut • Wut im Fallkonzept berücksichtigen • Den Widerstand einordnen • Abstand zum Wutausdruck herstellen • Vulnerable Gefühle „hinter der Wut" bearbeiten • Soziale Kompetenz, Emotionsregulation und Verstärkerbilanz verbessern • Überlegungen zur Selbsterfahrung • Extreme Situationen

Die Reihe »Emotionsarbeit in der Psychotherapie« nimmt einen neuen Blickwinkel ein: Statt von Diagnosen oder Symptomen auszugehen, thematisiert sie aus transdiagnostischer Perspektive die Grundlagen und den Umgang mit einzelnen Emotionen in der Psychotherapie.

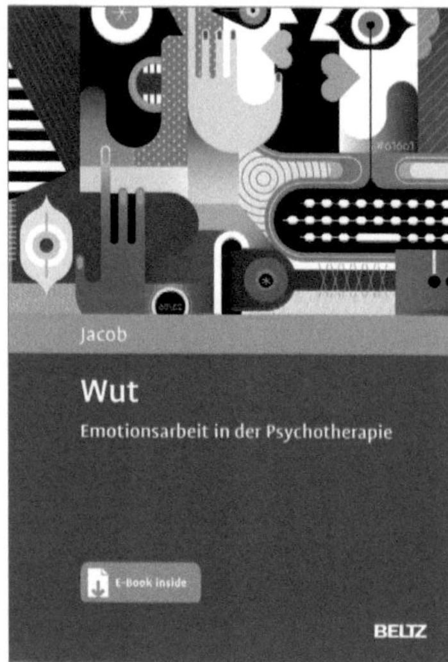

Gitta Jacob
Wut
Emotionsarbeit in der Psychotherapie
2022. 128 Seiten. Gebunden.
ISBN 978-3-621-28950-4
ISBN 978-3-621-28951-1(PDF)

www.beltz.de **BELTZ**

Emotionsregulation praktisch angewandt

Emotionen spielen in der therapeutischen Arbeit eine große Rolle. Nahezu alle psychischen Störungen gehen mit problematischen Emotionen einher. Zentral für die therapeutische Veränderung ist es daher, maladaptive Emotionen zu regulieren und adaptive zu aktivieren. Umso wichtiger ist es, hier gezielt wirksame Methoden einsetzen zu können.

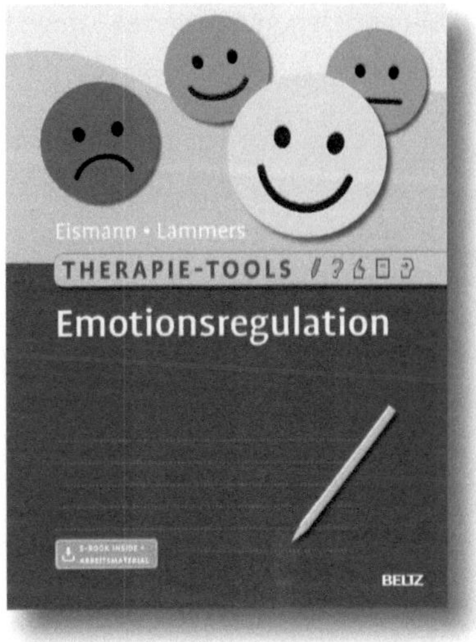

Diese Materialsammlung vermittelt ein breites Spektrum innovativer und evidenzbasierter Arbeitsmaterialien zur Emotionsregulation. Das Therapie-Tools liefert sowohl bewährte Interventionen der traditionellen Verhaltenstherapie, kognitionsbasierte Techniken der »zweiten Welle« als auch achtsamkeits- und akzeptanzbasierte Konzepte der »dritten Welle« der Verhaltenstherapie.
Mithilfe einer emotionsbezogenen Problem-, Ziel- und Mittelanalyse können gezielt die Arbeitsmaterialien ausgewählt werden, die am besten zur emotionalen Problematik des Patienten passen.

Aus dem Inhalt
Psychoedukation – Emotionen • Das emotionale Problem- und Zielprofil des Patienten • Emotionsanalyse und Emotionsplan • Stressregulation • Emotionsregulation durch Achtsamkeit, Akzeptanz und Selbstmitgefühl • … durch Kognitionen • … durch Verhaltensänderung • … durch Aktivierung adaptiver Emotionen • … durch Ressourcenaktivierung

Gunnar Eismann •
Claas-Hinrich Lammers
Therapie-Tools
Emotionsregulation
Mit E-Book inside und Arbeitsmaterial
2017. 258 Seiten. Broschiert. € 41,95 (D)
ISBN 978-3-621-28517-9
ISBN 978-3-621-28518-6 (PDF)

www.beltz.de **BELTZ**